MR サバイバル

はじめに

　私がMRとして社会に出たのが1996年。翌1997年にMR認定制度が導入されました。MRの創成期に新人だった私は大きな変化の波の中で、新時代を創っていく仲間とともに、医療の一端を担うパートナーになるべく切磋琢磨していました。

　あれからもうすぐ20年。MRはいま、岐路に立たされていると感じています。製薬各社は生き残りをかけ、リストラクチャリングを本格化しています。MSL（メディカル・サイエンス・リエゾン）やKAM（キー・アカウント・マネジメント）などの新しい職種が台頭して存在感を増すにつれ、相対的にMRの地位が低くなっているように感じます。MRの役割が曖昧になり、MRの存在価値に疑問が呈されはじめているのです。今後、MRはどうなっていくのか…先が読めない変革期においては、誰にも頼ることはできません。自ら考え、将来を見極め、自分で道を切り拓いていくしかないのです。

　私はこの10年間、MRの方々の成長を通じて医療現場のさらなる充実を希求し、著書を通じて考える機会を提供して参りました。マネジメント思考を身に付け、思いやりの心を育む不断の努力を推奨し、人間性を高める修養を続けることが、MRの正しい道だと信じています。本著でもじっくりと考える機会をご提供したいと思います。

最後になりましたが、長年にわたって出版の機会を下さっている医薬経済社の皆様方に、心から御礼申し上げます。また、医療現場でご活躍のMRの皆様方をはじめ、社内外の多くの方々からのインプットがあるからこそ、私は深く考え、少しでも状況を好転させるヒントを提示することができており、感謝の気持ちでいっぱいです。本著を通じ、これからもMRとして働き続けたい方をはじめ、これからMRをめざす方、MRのサポートをされる方など読者の皆様方に恩返しをしたいと思います。

　なお、全身全霊で家族を支えてくれている妻に心から感謝し、本著のキーメッセージである、「自分で考え、動くこと」、「自助の精神が成長の礎であること」を、愛するふたりの子どもたちに贈ります。

　　　　2016年　春

　　　　　　　　　　　　　　　　　　　　　　　　　瀬川　融

| 目次 | はじめに | 3 |

基礎編

第1章 生き方を考え直そう　11

- MRの新たな役目　12
- 「患者さんのために」は虚像か　17
- オリンピック・イヤーのMR活動を占う　22
- 人生の優先順位　27
- 「なぜ」を考えよう　32
- 前向きに仕事を断ろう　37
- どうすれば意欲を保てるか　42
- クリエイターをめざそう　47

第2章 基礎編
折れない心を鍛えよう　53

- 名言から学ぶ―ジャック・ウェルチ氏　54
- 限られたなかで成果をあげるために　59
- どうしたらやる気を取り戻せるか　64
- 能力の棚卸しをしよう　69
- メンタリングのすすめ　74
- 「新しい箱」で考えよう　79
- フィードバックで底上げを　84
- 5つのストレス対処法　89

第3章

応用編
相手の満足度を高めよう　95

- ドクターと患者さん双方の満足をめざして　96
- その話、相手はどう思うか　101
- 上司をマネジメントするという発想　106
- ソーシャルスタイルを活用しよう　111
- 上手なお願いのしかた　116
- 期待に応える講演会・勉強会を　121
- 交渉で窮地を乗り切ろう　126
- 薬剤部門の期待　131

応用編
思いやりの心で勝負

第4章　137

非言語コミュニケーションも大切に	138
相手の名前で呼びかけよう	143
「間」の活用で会話上手に	148
大切にしたい「語りの場」	153
心を動かす文章を	158
記憶に残し、行動を促す	163
上手な叱り方	168
信用をつくる提案・相談	173

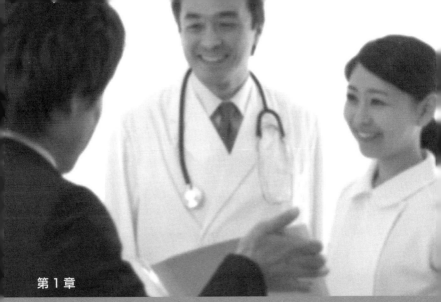

第1章

基礎編

生き方を考え直そう

基礎編　第1章　生き方を考え直そう

MRの新たな役目

　近年の製薬業界ではメディカル・サイエンス・リエゾン（MSL）の台頭と反比例してMRの肩身が狭くなってきているように感じます。また、「コンプライアンス上、MRはできないがMSLならできる」というような言葉があちこちで聞かれます。各社は競うようにMRからMSLへの移行を進めていますが、MRはもう不要なのでしょうか。それともMRだからこそできることがあるのでしょうか。

　今回は「MRは今後も必要で、人々や組織を繋ぐMRだからこそできる役目を果たすべき」というスタンスで考えてみたいと思います。

　冒頭で述べたようにMRの役目が転換期を迎えているのは確かです。業界ではMRの業務に関する規制が強化される一方で、例えばこれまで大学病院担当者の主要業務だった、自主研究や奨学寄付金に関する業務は減少傾向です。今後MRはどうなるのか、どのような仕事をすればいいのか等、悶々とした日々を送っている方が多いと思います。

MRが「ハブ」となる

　製薬会社の使命のひとつに、自社製品に関する情報の提供と収集があります。これをスムーズに遂行するためにはドクターや薬剤師など顧客のニーズを正しく把握し、相手によって最適化された情報提供を行う「マイクロマーケティング」を実践する必要があります。

　このマイクロマーケティングとは「マス」マーケティングと対にな

るマーケティングの考え方であり、新聞広告を例に挙げると全国紙での広告が「マス」で、地方紙や地元紙での広告が「マイクロ」となります。そして今後 MR に必要とされるのはマイクロよりさらに細かい「ワン・トゥ・ワン・マーケティング」だと思います。再び新聞広告を例に挙げると、通常の広告に加え、個々の購読者のニーズに合わせてチラシ（追加情報）を挟み込むようなイメージです。

このような個別対応を行うために必要なことは、一人ひとりのドクターにとって最適な情報収集チャネルを把握し関係者で共有することです。そして提供する情報の質を高めるためには情報の整理と選択も不可欠となるでしょう。先例の場合、ドクターが新聞を購読していればチラシを入れることでアプローチできますが、その新聞を電子媒体で読んでいるならば、差し込む紙のチラシは役に立たないため、他の方法（媒体）を通じて情報を届ける必要が生じます。

ドクターの中には自らインターネットで情報収集し、それで十分とされる方もいます。しかし、IT ではなく MR だからこそ（ドクターが主にインターネットで情報収集することを把握したうえで）必要に応じて最適なチャネルで接し、きめ細やかに対応することができるのだと思います。そして MR はドクター同士やドクターと会社を結ぶ情報網のハブ（ネットワークの中心）となり、ドクターのニーズを満たせる社内外の人々を引き合わす役目も果たすことができるでしょう。

活躍する MR の A さん

このような MR 主導のコミュニケーションを成功させるためには、MR の意識改革はもちろんのこと、営業所や支店レベルでの改革も断行し、「顧客ニーズをキャッチする役目は MR が担い、バックオフィ

スが一丸となって応じる」という環境を整えることが欠かせません。また、具体的にどうやってドクターや MR のリクエストを吸い上げ、検討し、フィードバックするかというスキームやインフラの整備もしていく必要があるでしょう。全社レベルでの改革は一朝一夕にはいかないかもしれませんが、MR 個人レベルでもできることはあると思います。会社の大きな変化に際し、首尾よく対応して顧客の信頼を得た A さんのケースを見てみましょう：

　先日、A さんの会社も領域別に移行することになり、A さんは複数の MR を伴って担当ドクターに挨拶に行きました。ドクターは既に領域別に移行した他社に良い印象を持っておらず、A さんによく愚痴をこぼしていたので「とうとう A さんの会社もか…」とため息をつきました。その様子を見た A さんはドクターに「ご心配なさらないでください。今後はさらに先生のお役にたてる体制になったと思います」と笑顔で話しかけました。

　このたびの移行において A さんは以下のように様々な準備を整えていましたので、移行はスムーズに進みました。間もなくドクターの不安は払拭され、A さんや会社への信頼はさらに厚くなったようです：
・新たにドクターを担当することになる MR とその担当製品を見て、ドクターに関係すると思われる製品について概要を押さえました。
・製品に複数の適応症があり、自分以外の MR が担当する適応症があれば、それについての知識も深めました。
・他領域 MR の担当ドクターを把握し、新たな紹介先や紹介元として自分の担当ドクターと連携を作れる可能性があるかどうかを検討しました。

第1章 生き方を考え直そう

MRは情報網のハブとなれ！

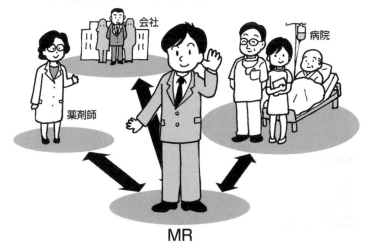

・施設担当者が増えたことでドクターやコ・メディカルに新しい知見を与えることができるかどうか、全MRのバックグラウンドとスキルを確認しました。

　また、Aさんは所長を通じて会社に以下のアクションを提案。全社を挙げて顧客満足度を高めるための体制整備が始まったのです：
・内科と眼科など、専門領域をまたがるドクターからの情報収集とそのフィードバックの共有。
・糖尿病内科と腫瘍内科など、関連する領域の専門医を対象としたシンポジウムの開催。
・施設の全担当MRの上司同士が連携を取り、日々情報共有。
・支店や営業所単位で各領域の所長が共にエリア戦略を立案する場の設定。

・本社はマーケティング部門の横の連携を取り、各領域 MR や大口顧客対応部署、MSL などが話し合える場を作り、現場リードでのエリア戦略立案をサポート。

　MR の役目は MR の皆さん一人ひとりが意識して決めていくものであり、その役目は時代と共に変化していくものだと思います。MR が顧客にとって役に立つ存在であり続けるために、会社と顧客をつなぐ窓口としての気概と誇りを持ち、積極的に周囲をリードしていただくことを願ってやみません。

基礎編　第1章　生き方を考え直そう

「患者さんのために」は虚像か

　医療用医薬品を研究・開発・販売している製薬企業は、薬を通じて患者さんの健康に貢献することを使命とする一方で、株式会社として収益を確保し、株主に還元する義務も併せ持っています。多くの製薬企業が提唱するスローガンに「患者さんのために」という大義名分がありますが、営業現場で働く皆さんはこの言葉をどのように理解し、感じているでしょうか。

すれ違うMRと会社

　MRの皆さんが最初に「患者さんのために」という言葉と出会ったのは、おそらく就職活動中だと思います。募集要項を見てセミナーに参加し、MR職が顧客と金銭のやり取りを行わない稀有な営業職である点と、薬を通じて患者さんの命を助けることができる、社会的貢献度が高い仕事だという点に共感され、門戸をたたかれたのではないでしょうか。その証左に、入社面接では多くの方が上述したふたつの特徴を志望動機に掲げられます。

　内定取得後の研修から入社後の導入研修、MR認定試験の準備を経て新人MRが誕生します。そして現場に出て売上目標を背負い、1年も経つと「こんなはずではない」と壁にぶち当たる方が出てきます。近年の若者は社会貢献志向が強いので、研修を通じて洗脳される一方で、売上げを求められるとなぜ？　と悩んでしまうケースが多いようです。しかしそのような社員を生み出しているのは紛れもなく会社です。

顧客への貢献が売上げにつながる。

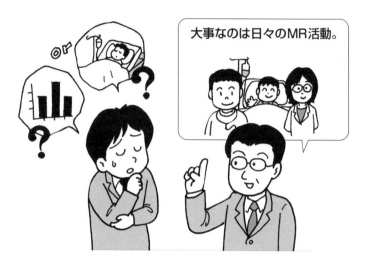

　会社には売上げを確保するという経営責任があります。それは株主のためであり、働いている社員のためでもあります。売りが上がらないと給料を支払えなくなるかもしれませんし、リストラする必要が出てくることもあります。そうなると社員のモチベーションや労働生産性が下がり、薬の販売や新薬の開発・上市に支障が出るかもしれません。製薬企業の存在目的が達成できなくなるリスクを避けるため、会社にとって必要十分な売上げと利益を確保することは一大事です。

　利益を確保し新薬開発に投資することは最終的に患者さんのためになるので、会社は社員とくに MR に「売上げ＝患者さんのため」という事実を伝えればいいと思います。しかし現実はなかなかうまくリンクできておらず、そのため会社と MR の間にミスコミュニケーションが起きているように感じます。つまり会社に「育てられた」MR か

らすると「どうして会社は顧客志向ではなく売上げ至上主義なのか」という疑問が消えないのです。

顧客の声を評価に

　なぜ日本の製薬企業は欧米のそれらのように「患者さんに薬を届けるために『売り』が大事だ」ということを前面に押し出さないのでしょうか。その理由はおそらく、日本において生命関連企業は市場経済主義とは心情的に合わないことと、製薬企業の収益の大半が税金でまかなわれており、売上げ拡大をめざすことが倫理的にどうなのかという懸念があるからだと思います。

　MRの評価制度を見ると売上げ達成度の割合を大きくしている企業が多く、顧客からの評価は比較的重視されていません。評価制度は会社から社員へのメッセージとも言え、いくら研修で患者さんのためにと伝えても、評価されなければそれは言葉面だけだとMRが思うのも無理はありません。ましてや月末や期末に売上げを確保するため医療機関や薬局に薬を詰める活動は、どう考えても顧客のためとは相容れないでしょう。

　さらに、営業に欠かせないインセンティブも会社からのメッセージとなりますので注意が必要です。例えば新患獲得数を競うものや他社製品を自社製品に切り替えた症例数を競うインセンティブプログラムは、本当に患者さんのためになる活動なのでしょうか。ドクターに対し、患者さんの容態を無視した処方を依頼してはいないでしょうか。

　そもそも評価やインセンティブを梃にして薬を売れるMRに育てようとする教育方針自体が誤っていると思います。治療の役に立てるMRであればドクターはそのMRを重宝しますし、結果として自然に処方が出るものです。製薬企業はドクターのパートナーとして医療

に貢献できる MR を育てることが求められており、さすれば評価体系もそのような MR が育つよう設計すべきでしょう。

製造業の中には営業担当者の評価項目に顧客満足度を入れているところがあります。また、一部の製薬企業は MR の評価から個人ごとの売上目標を省く方向で改革を進めています。確かに売上げ数字以外で MR 活動を評価するのは難しいのですが、ドクターや薬剤師、卸など顧客からの評価を組み込むことは検討に値すると思います。

気持ちのリンケージを

製造業は製品を顧客に販売し対価を得るビジネスですが、医療用医薬品を販売する製薬企業は最終顧客である患者さんに直接アプローチすることはできません。処方薬は必ずドクターや薬剤師を通じて患者さんの手に届きますので、「患者さんのために」という言葉は段階をひとつ飛び越えた表現とも言えます。

社員とくに経験の浅い MR の誤解を招かないようにするためには、「患者さんのためドクターや薬剤師のために」という言葉が（冗長ですが）正確な表現になると思います。こうすれば日々の MR 活動とリンクしやすくなるでしょう。

ここ数年の CSO（Contract Sales Organization: 医薬品販売業務受託機関）の攻勢や転職機会の増加は MR の意識変化を表していると思います。よく聞こえてくるのは「会社のためというよりも担当している顧客のために働いている」という声です。つまり現場は会社へのロイヤリティが下がっている一方で顧客志向が強まっています。ここで会社や現場のリーダーができることは、患者さんへの貢献と売上げと日々の MR 活動を繋いであげることです。そうすればステークホルダー全員が Win-Win です。

理想と現実の合間で悩んでいる MR の皆さんの中には、「おかしいな」と思いつつ働いている方もいるでしょう。答えの見つかっている方、見つかっていない方、この機会に皆さんで語り合う場を設けていただければ幸いです。

基礎編　第1章　生き方を考え直そう

オリンピック・イヤーの MR 活動を占う

　2020年のオリンピックが日本で開催されることになりました。国や民間企業はじめさまざまな組織体、そして私たち個々人にとっても2020年がマイルストーンのひとつになったのではないでしょうか。そこで、オリンピック開催の頃にMRの皆さんが働く職場の環境がどうなっているのかを考えてみたいと思います。

職場は変化し続ける

　将来を占うにあたり、職場がどのように変化しつつあるのかを見てみましょう。注目すべき動きは伝統的なオフィスベースの職場への回帰です。ITを活用したコミュニケーションの進歩に伴い、オフィスを廃止し在宅や社外でのテレワークを奨励する会社が増えていましたが、近ごろはインターネット関連企業でさえ社員の在宅勤務を禁止するケースが出てきています。数年前、ある製薬会社が効率化のため全国の営業所を廃止するという事件がありましたが、face to face（F2F）コミュニケーション不足によるモチベーションダウンやMRの強い要望により、その後オフィス設置を再開しています。

　また、「自分の机」を持たない、いわゆるフリーアドレス制が多くの職場で採用されたり、時短勤務やワークシェアリングが増えたりしているように、現在の職場環境はひと昔前に比べてとても多様になってきています。このような進化は一度に起こるものではありませんし、ある日を境にまったく新しいモデルにシフトするものでもありま

せん。2020年にはいったいどのような世界になっているでしょう。

膝を突き合わせることの再評価

　私たちはITが進歩すればF2Fの壁を乗り越えられると思っていたきらいがあります。しかしいくら画面の解像度が上がっても映像は映像に過ぎず、F2Fで感じられるような「人の息づかい」はなかなか画面から伝わってきません。SF映画のように画面から立体映像が飛び出してくるのであれば、また違った印象になるのかもしれませんが…。

　仕事を進める際にはその仕事に関わる人たちを効率的に繋ぐ必要があります。メールと携帯電話、それにSNSやインスタントメッセンジャーなど、バーチャル空間での交流ツールを活用したテレワークや在宅勤務は今後も増える一方で、もし仕事をうまく進めるために不可欠な「つながり」を作れなければ、従来通りオフィスに出社することが求められるでしょう。

　MR活動も同様です。高齢化が進み患者さんが増え、医療機関がより多忙になると、ドクターや薬剤師がMRと接する時間は少なくなるため、バーチャル空間での交流がメインになっていくでしょう。しかしながら医療チームが治療効果を高めるため「つながり」を重視する傾向は変わらず、困難な問題を解決するために、伝統的な「膝を突き合わせた話し合い」がますます尊重されていくのは必然の帰結だと思います。

メッセージは直接相手に

　製薬会社の組織はビジネスユニット制を導入するなど複雑化するいっぽうです。MRの専門化も進んでおり、部門間やMR間のコミュ

ニケーションの負担は今後も増すでしょう。組織が複雑化していくにつれ伝統的な情報伝達方法である「ラインを通じて」は非効率となるため、相対的に減っていくことが予想されます。

そうなると、ヒエラルキーを通したコミュニケーションは、宛先本人のプライバシーに関わるもの以外は行われなくなるでしょう。指示伝達事項は必要とする相手に直接届けられ、組織における地位と関係なく誰とでもダイレクトに交信する職場環境になっていくことが予測されます。MRの皆さんへの指示伝達も、本社の営業企画やマーケティングから直接届くようになるでしょう。

公私の境界線があいまいに
近い将来、ソーシャルメディアは私たち個人の生活のみならず職場でも「あたり前のもの」として浸透していることが予想されます。そのような状況下では、社員の一体感を醸成したり組織風土を良くしたりするために会社が腐心する必要がなくなるかも知れません。逆に神経を使う必要があるのは、ネットワークの拡大に伴い公私の境界線を定めることや、多種多様な人材や知恵を結び付け、成果に繋げる新しい方法を考え出すことでしょう。

MR活動において、顧客とのメール交信に加えFacebookやTwitterを活用する方が増えていますが、この流れは今後も続くことが予想されます。社内外での活用が増えれば、それに伴い情報の取り扱いについてのルール整備も不可欠でしょう。

ニュータイプのMR誕生
働き方の多様化は一層進むと思われます。「多様な働き方先進国」のように日本でもワークシェアリングが進むでしょう。MRの担当エ

第1章　生き方を考え直そう

地位に関係なく誰とでもダイレクトに交信する職場環境に。

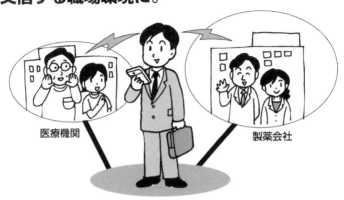

リアも時間や曜日で分担する日が来るかもしれませんし、過去に在籍したことのある OB/OG-MR の再雇用も進むと思われます。

日本では「個人事業主」という働き方はまだ少数派ですが、MR も CSO の派遣社員として派遣先の製品だけを扱うのではなく、個人事業主として複数社と契約し、複数社の製品を担当して地元の医療に貢献するという新しい働き方が生まれてくるかもしれません。

製薬会社の立場で考えると、売上げを上げるために自社 MR に固執する必要性は低く、医療機関に精通し顧客からの信頼が厚い MR に自社製品を扱ってもらえばいいのです。売上げも上がるし会社の評判も良くなるし一石二鳥です。もちろんそのような土壌ができるにはたくさんのハードルがあると思いますが、近い将来、MR は「雇われ」ではなく「事業主」として製薬会社と契約するようになる時代が来ると思います。

2020年になると、いわゆるY世代（1975〜1989年生まれ）たちがリーダーシップをとる立場になりはじめます。この世代は幼少期からデジタル生活に慣れ親しんできたため、職場や仕事の進め方は間違いなくデジタル化していくでしょう。そしてデジタルではカバーしきれない部分が明らかになり、アナログコミュニケーションの重要性がクローズアップされてくると思います。

基礎編　第1章　生き方を考え直そう

人生の優先順位

　光陰矢のごとしと言われるように、日々の仕事に忙殺されていると瞬く間に時が過ぎていくように感じます。私たちの人生に割り当てられた時間には限りがありますが、「やりたい欲」は無限です。優先順位をつけてやっていかないと後悔が増え、精神衛生上良くありません。優先順位をつけることの有用性は仕事でもプライベートでも同じです。今回は少々大げさかも知れませんが、人生の優先順位について考えてみたいと思います。

　概してMRをはじめ営業部門の皆さんは、朝早くから夜遅くまで働き通しです。平日は家に帰って寝るだけ、土日も講演会などで出勤という方も多いのではないでしょうか。おそらく起きている時間の大部分を仕事に費やしていると思います。

　一方で、とくに20歳代や30歳代の若者は、仕事のほかにもやりたいことがたくさんあるでしょう。プライベートの時間で友人と遊んだり、恋人とデートを楽しんだり、自己向上のための勉強や地域活動を行ったり。既婚の方はご家族との触れ合いもあるでしょうし、育児や介護に携わっている方もいるでしょう。もちろん趣味の時間も人生を豊かにする大切なひとときです。このようにやりたいことがたくさんある中で、私たちはいまの時間構成で満足できているでしょうか。人は我慢が続くとストレスを感じ、限界を超えると余波が起こるものです。次のケースで考えてみましょう。

【Aさんのケース】

　MRのAさんは28歳、MR歴6年目の大学病院担当者で、営業所では若手のリーダーとして活躍。会社の評価も高く、所長の右腕として確固たる信頼を得ていました。

　Aさんは大学病院担当者として社内外たくさんの人とのやり取りが不可欠で、丁寧なコミュニケーションには時間も労力もかかります。また、営業所管轄の講演会や勉強会はAさんがリーダーとして企画していることが多く、どうしても勤務時間は長くなってしまいます。ここ1年ほど、通常業務に加え新製品の発売などでかなり業務量が増えていましたが、責任感の強いAさんは平日夜遅くまで、休日も出社して仕事をこなしていました。

　そんなある日のことです。所長がAさんと講演会運営の相談をしていた時、Aさんが突然思いつめた表情で不満を漏らし始めました。「所長、私は殆ど休みが取れていません。夜はもう少し早めに帰りたいですし、お休みもいただきたいのですが」

【対応1】

　忠実な部下であるAさんからの思いもよらぬ発言に、所長は咄嗟に「Aさんは大学病院担当者として大いに貢献してくれていることは認めているしとても感謝している。いまの業務量は多いと思うが、Aさんには成長のいい機会だと思うから、これまで通り責任感を持ってやってほしい。もちろん私もサポートする」と返しました。Aさんは黙っていましたが、3ヵ月後に退職届を持ってきました。

　このケースでは結果的に会社が優秀なMRを失うことになってしまいましたが、所長の対応の仕方のどこに問題があったのでしょうか。それは所長がAさんの人生の優先順位を確認せず返答してしまった

第1章 生き方を考え直そう

自分の価値感では他人(ひと)の優先順位は理解できない。

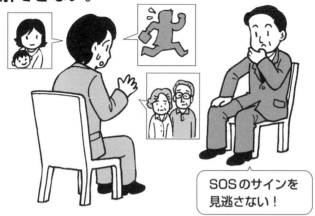

SOSのサインを見逃さない！

からです。

確かに所長の返答は間違いではありません。それどころか理解のある管理職としての模範解答であり、すなわちAさんの貢献を認め、感謝の意を表し、成長機会を与え、励まし、サポートの手を差し伸べています。あいにくAさんの人生の優先順位を見極めずに答えてしまったことが、所長を信頼していたAさんの心を決定的に傷つけてしまったのです。

それではもし所長が次のように返答していたら、どのような結末になったでしょうか。

【対応2】

Aさんの発言に対し、所長はまずAさんの気持ちをすべて吐き出させ、受け止めることにしました。「Aさん、どうしてそのように感

じたのか、ぜひ聞かせてほしい」と切り出し傾聴の姿勢を取ったのです。するとＡさんは、自分が置かれている状況についてポツリポツリと語り始めました…。

「大学病院担当者として私がしなくてはならないこと、期待されていることはわかっています。仕事に充実感も感じています。ただ、しばらくの間だけでも構いませんので業務を減らしていただけませんか。そうすれば私は家のことに時間を割くことができます。じつは両親の介護で家族が疲弊しています。家族をサポートできるのは私しかいませんので、家族を最優先にしたいのです。所長や営業所の皆さんにはご迷惑をおかけし心苦しいのですが…」

　Ａさんの「早く帰りたい、休みたい」理由は短絡的なものではありませんでした。上述したケースは極端かもしれませんが、私たちはＡさんのようにその時々で人生の優先順位が変化します。また、世代や性別が異なれば、大切にしているものも異なるでしょう。そして、万人に共通して急病や事故、天災に合うリスクがあり、明日の自分の優先順位がどうなっているかは誰にもわかりません。
　Ａさんはギリギリまで思いつめた末に最後のSOSを発しましたが、予防として小出しに愚痴を言える機会や雰囲気をつくることも大切です。「早く帰りたい」「休みたい」などの文句が出てくればわかりやすいのですが、Ａさんのように溜めこんでしまって爆発する場合があることを忘れてはなりません。
　自分の人生の優先順位を相手に伝えることは、お互いを理解するための良い材料です。また、相手の優先順位を尊重して受け止め、かつSOSのサインを見逃さないことも、良い関係を維持するために大切

なことだと思います。

　私たちは人生の優先順位が人によって異なることをふと忘れ、自分の価値観を相手に押し付けがちです。月並みですが、「自分が相手だったらどうか」との意識を強くし、お互いの優先順位を思いやる関係をつくりたいものですね。

基礎編　第1章　生き方を考え直そう

「なぜ」を考えよう

　MRの皆さんは、なぜ自分がMRをしているのかを人に語ったことはありますか？　自分はどうして患者さんの治療に貢献したいのかを顧客にお伝えしたことはあるでしょうか。

　TED（Technology,Entertainment,Design）で有名なサイモン・シネック氏は、私たち人間は「なに」ではなく「なぜ」に心を動かされると考え、ゴールデンサークルという絵でコミュニケーションフローを考えることを提唱しています。ゴールデンサークルは三重丸で構成され、内から外に向けて以下の3つに分かれています。

　　内：なぜ（理由）

　　中：どう（方法）

　　外：なに（製品）

　サイモン氏は、普通の製造業は顧客とのコミュニケーションを外から内の順番で行っており、「なぜ」を活用するチャンスを逃していると言います。そして普通とは逆、すなわち内から外の順番でコミュニケーションを取り成功している会社の例としてAppleを挙げています。つまりAppleは競合他社と異なり「なぜ」を前面に出して顧客の関心をわしづかみにし、「Appleの（存在）理由に共感するのでApple製品なら何でも手に入れたい」気持ちにさせているというのです。

　さて、このコミュニケーションフローを製薬企業に当てはめてみるとどうなるでしょうか。

流れを逆にすると印象が変わる

まずは以下の例文をご一読ください。

（なに）この薬について詳しくご説明します。
（どう）この薬は他社製品よりも患者さんの血糖値をより効果的に
　　　　コントロールできるでしょう。
（なぜ）我が社は糖尿病治療薬の研究に力を入れており、ドクター
　　　　の患者さんの治療に貢献したいと考えております。

　普段、MRの皆さんが自社製品を宣伝する際、競合品と比べてどのように優れているかを説明されると思いますが、その先の「なぜ」この薬を勧めるのか、という理由まで伝える機会は少ないと思います。確かに限られた面会時間の中で「余計な話」をする暇はないかもしれません。

　しかし「なぜ」は余計な話ではありません。例えば先に例示した流れでは、ドクターの頭には製品しか残らないため、その後複数のMRが同じような流れで宣伝を続けると、はじめに面会したMRの話をすっかり忘れてしまうことが起こるのです。相手の記憶に残すためには印象深い話をする必要があり、その材料が「なぜ」なのだと思います。

　話の流れを逆にすると「なぜ」を最初に伝えることができます。ドクターが理由に共感してくだされば、宣伝している薬以外の製品も使ってみようかという気持ちになってもらえるかもしれません。Appleのように製薬企業も「なぜ」を通じて会社をブランディングすることができるのです。

　ここで試しに話の流れを逆にしてみます。印象は変わるでしょうか。

(なぜ) わが社は糖尿病治療薬の研究に力を入れており、ドクターの患者さんの治療に貢献したいと考えております。
(どう) この薬は他社製品よりも患者さんの血糖値をより効果的にコントロールできるでしょう。
(なに) この薬について詳しくご説明します。

なお、MRの皆さんはご自身を売り込むときもこのフローを活用できると思います。つまり以下のように「なぜ」から話を組み立てるのです。

(なぜ) 私はドクターの役に立つことを通じて患者さんの治療に貢献したいと考えているのでMRの仕事をしています。
(どう) 薬の情報提供と情報収集を柱にドクターをサポートします。そのために自己鍛錬を続けています。
(なに) 私が担当している薬はこれらであり、それぞれこのような特徴があります。

これまで見てきたように、ドクターに薬を宣伝する際にはいきなり製品の訴求から始めるのではなく、会社や自分の気持ちを伝えることで相手の心に印象付けることができると思います。

自分の「なぜ」を考える

ところで、MRの皆さんは「なぜ」MRをしているのでしょうか。おそらくその答えは人生と共に変化しているのではないでしょうか。ですからときどき立ち止まって、自分の立ち位置や生き方を考えることが大切なのだと思います。そこでここからは話題を変え、MRの皆

第1章 生き方を考え直そう

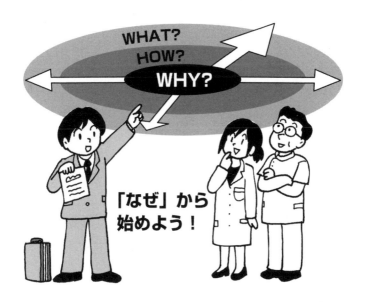

さんが自分の「なぜ」を考えるうえで参考になりそうなルールを3つご紹介します。

① 肩書きを目標にしないこと。
② やりたいことをすぐに始めること。
③ 失敗を恐れないこと。

① 肩書きには所長や支店長など社内のポジションのほかに、MBAなどの学位や公認会計士などの資格も入ります。MRの皆さんの多くはまず所長になることを目標にされていると思いますが、肩書きは自分がやりたいことをやりやすくするためのものにすぎず、それが目標にはなりえません。学位取得もゴールではなく、新たなアクションを始めるためのきっかけだと思います。

②　やりたいことがあるならすぐに始めましょう。やりたいことを後回しにしているうちに人生は終わってしまうくらい短いことを忘れないようにしましょう。ラテン語の「メメント・モリ」という言葉は「自分がいつか必ず死ぬことを忘れるな」という意味の警句です。MR職を続けて自分は満足できるのか。もしそうでなければ、やってみたかった仕事や生き方にチャレンジしたほうが、来た道を振り返った時に後悔が少ないのではないでしょうか。

③　人生は失敗しながら学んでいくものなので、失敗を過度に恐れるのはナンセンスです。営業現場をみていると、若いMRの皆さんは失敗を恐れるあまり委縮しているように感じます。優等生でそつがないMR活動には感心しますが、安全運転を旨としているだけでは飛躍は難しい。いまこの瞬間に意識を集中し、メメント・モリの精神でチャレンジすれば、思い切って動けますし、たとえ失敗してもなんとかなると思えるものです。

　好奇心は私たち人間の生きる原動力であり、「なぜ」が人の心を動かし、行動を促します。なぜ自分はMRとして働き、ドクターにこの薬を勧めるのか。なぜ自分はいまの生き方を選び、これからどう生きたいのかなど、「なぜ」をじっくり考える機会をお持ちいただければ幸いです。

参照：WHYから始めよ！　サイモン・シネック　日本経済新聞出版社

基礎編　第1章　生き方を考え直そう

前向きに仕事を断ろう

　どうしていつも忙しいのか。どうして仕事が減らないのか。これは多くのビジネスマンの悩みだと思います。MRの皆さんの一日を見ても、朝から晩まで息もつけないほど忙しいのではないでしょうか。

　成長するためには学ぶ時間が必要です。理想は仕事を通じたスキルアップですが、そのためには仕事を行う際にスキルアップを意識して取り組む必要があり、仕事に忙殺されながらこなしていたのでは、なかなか血肉になりません。そして不要不急な仕事を減らし、有益で価値のある仕事にリソースを集中することも大切です。また、自由になる時間を捻出するためにも仕事をスリム化する必要があり、そのためには入ってくる仕事量を減らすのが最適です。今回はこのシンプルな難題にどう対処すればいいのかを考えてみたいと思います。

どうして断れない？

　上司や得意先から新たな仕事を頼まれたとき、既にパンク寸前にも関わらず引き受けてしまうことはないでしょうか。また、それはどうしてそうなってしまうのでしょうか。おそらく建前では「上司や顧客からの依頼は引き受けるもの」というビジネスマンとしての基本があると思います。しかしその裏には「断りたい時もあるけれども、いざ断ることで評価を下げられたくないし、相手に嫌われたくない」という本音があるのではないでしょうか。また、相手に言われるがまま引き受けるということは、思考停止状態に陥っているということでもあ

ります。なぜなら疑問や不満があったとしても、黙って引き受ければ物事を深く考えなくて済むからです。これは多忙で考える暇さえないときには、最もラクな解決法です。

　自分の力量を超えて仕事を引き受けるとたいてい歪みが生じ、思うような成果が出ないため、気分が落ち込み、愚痴や文句が出ることもあるでしょう。たとえ依頼を引き受けたことで相手から評価され嫌われなかったとしても、良い仕事ができず自分が鬱憤したとしたら、それはとても残念なことではないでしょうか。そもそも、成果が出なければ組織にとってプラスにはなりません。また、自分が断った仕事を他の人に振り分けられて手柄を取られたくないとか、いつも忙しい状態の自分に酔うのが気持ちいいとか、他人にお願いして借りを作りたくないなどの「仕事を抱え込む」人々も、仕事を断れない（断らない）タイプであり、良い習慣ではないと思います。

代案を出して断る

　そうは言ってもなかなか上司や顧客に「できません」とは言い難いため、打診された仕事を断るのは非常に勇気がいると思います。相手の期待を裏切らないように、断るときには相手を慮ることが欠かせません。そのためストレートに断るのではなく、相手の満足度を高められるような代替え案を提案することで対処したほうが良いでしょう。この代替え案は自分の強みに基づき設定するとうまくいくと思います。あるドクターを担当するMRのAさんとBさんのケースで考えてみましょう。

失敗したAさん

　Aさんはドクターから疾患に関する情報を集めてほしいと依頼され

ました。いつもなら快く応じられるのですが、ちょうどその日は他のドクターからも至急の依頼があり、これ以上引き受けるのが難しい状況でした。しかしAさんはドクターの期待に応えたい一心で、無理を押して承諾してしまいました。自分はできると自負していたAさんでしたが、案の定、処理が追いつかずパンクし、ドクターの依頼に応えることができませんでした。引き受けたのに困るとドクターから叱られ信頼を失ってしまったAさんは、自信を無くしてしまいました。

成功したBさん

　人脈の広さが売りのBさんもドクターから同じ依頼をされましたが、Bさんも同じように引き受けるのが難しい状況でした。そこでBさんはドクターに、今回は自分が確実に対応できないリスクがあることを詫び、対応できる人の紹介を提案しました。ドクターにとってBさんの提案は満足いくもので、適切な対応をしてくれたBさんに感謝しました。Bさんはドクターの依頼を断りましたが、ベストな代案を提示したためドクターもBさんもWin-Winとなったのです。

　このように、仕事を断っても嫌われず、代案で相手のニーズを満たすことができるものです。もちろんそのためには自分にそれだけの実力と自信があることが前提となります。相手の言いなりではなくアサーティブに応じることが大切ですし、自分が引き受けたほうが仕事が進むのか、他の人にやってもらったほうが良いのか（他の人でもできるのか）を判断することも重要です。このAさんとBさんの例のように、仕事を上手に断ることで自分と周りに好循環を作ることができます。

かかえこむ代わりに、ベストな代案を。

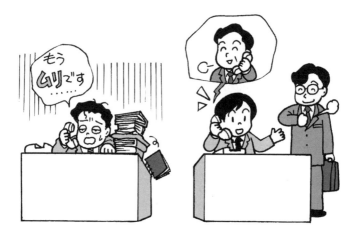

　ここでもうひとつの例として、営業所主催の講演会を例に考えてみましょう。会議で MR に仕事が振り分けられるときのベストな状態とは、いわゆる適材適所で個々人が得意とする仕事が充てられている状態だと思います。司会や受付、前座のプレゼンテーションやスライド送りなどの仕事は、それぞれが得意な MR が担当したほうが良い結果に結びつきやすくなります。所長と新人 MR の C さんのやりとりを見てみましょう：

　C さんは所長からプレゼンテーション担当を指示されました。いつもは喜んでチャレンジするのですが、今回の講演会は営業所にとって非常に重要なイベントでした。C さんはプレゼンテーションが苦手な

ため、営業所の利益を考え、代案を出して断りました。所長はCさんの返事に怒らず、所の目標達成のために自分のチャンスを我慢したCさんの意向を尊重し、新人らしいコミュニケーションに長けたCさんが得意な受付業務を任命しました。講演会は成功裏に終わりました。

　良い仕事をするためにはある程度のゆとりが必要だと思います。また、余裕がない状態では成果が上がりにくいため、ときには仕事を断る必要があるのではないでしょうか。例で挙げたように、各自が強みを自覚しそれを生かした仕事をすれば、関わる人全員が Win-Win になれるのだと思います。

基礎編 第1章 生き方を考え直そう

どうすれば意欲を保てるか

　私たちは先の見通しが立たなくなると悩み疲れ、なにもやる気がしなくなってしまいます。MRの皆さんも、会社の業績の伸び悩みによるリストラで大幅に経費が減らされたり、コンプライアンス強化でアクションプランが制限されたり、人員削減が行われたりすると、働くやる気が失せると思います。そのような状況下でどうすれば自分や周りをモチベートできるでしょうか。今回は著名な理論を参考に、意欲の保ち方を考えてみたいと思います。

内省と行動のススメ

　MRのAさんが勤めている会社は、これまで屋台骨を支えていた主力製品の特許切れに伴う減収が響き、MRの目標数字増、活動経費減、コンプライアンス強化によるアクション減、そして社員のリストラなどの苦難に見舞われています。全般的なMR活動が縮小され、先の見通しも怪しくなり、どうも仕事に力が入りません。所長に相談したところ、「マクレランドの欲求理論」を学ぶよう勧められ、Aさんはさっそくその理論を調べました。

　心理学者マクレランドの欲求理論では、私たちが頑張れる動機（欲求）を3つ挙げています：
①目標を達成したいという欲求
②相手に自分を好きになってもらいたいという欲求

③自分を認めたいという欲求と、自分が相手に自信を持たせてあげたいという欲求

つまり、たとえ先が見えなくて苦しくても、適度な目標を掲げて達成し、相手と親和するチャンスを設け、自他に影響を与える機会を得れば、人はやる気を維持できるという理論です。

Aさんはさっそくこれら3つの動機に自分を照らし合わせて内省し、行動に移したようです。

①目標を達成したい

（内省）いま自分は何か「達成したい！」と心を燃やせる目標を持っているだろうか？ 売り上げ目標は自分の力量よりも少し高めで、難しいが無理ではないくらいの「ストレッチとしてちょうどいい数字」だろうか？

（行動）Aさんの目標進捗は厳しい状態が続いており、達成はほぼ不可能で、それがモチベーション低下の一因になっていました。そこでAさんは自分の実力より少し上に「自己目標」を定め、何としてもそれを達成することに決めました。また、自分がワクワクしながら努力できることとして、懇意にしているドクターと一緒に当院での処方例数を追うことにしました。訪問の度にドクターに症例数を確認して、ノートに記入していくのです。Aさんはドクターとノートを見ながら症例を追っていく楽しみが増えました。

②相手と親和したい

（内省）自分は一緒にいて親しみを感じる人と関わっているだろうか？ 特に職場ではどうだろう、仕事相手に感謝している

だろうか？　相手から自分は信頼されているだろうか？
(行動) 実績が好調だった頃は同僚との会話も弾んだのですが、最近はなにかと暗い話が多く、なんとなく盛り上がりません。みな自分のことで精一杯で、周りのことに余裕がないような雰囲気です。そこでＡさんは協働の機会として営業所企画の講演会を活用しようと思い立ちました。「どの講演会よりもドクターに満足していただこう」という目標を掲げ、営業所全員で取り組むことを提案したのです。共通の目標を追うことによる協働作業を楽しみ、お互いの努力や成果を褒め称え合うのはとても有意義でした。

③自他に影響を与えたい

(内省) 自分は仕事を通じて周りから認められていると実感し、やりがいを感じているだろうか？　自分に悩みを寄せてくる同僚や後輩に対し、相手が良い方向に進むよう動機づけることができているだろうか？

(行動) 周りから認められ賞賛されたければ、まず自分が相手を認めて賞賛しようとＡさんは思い、同僚はもちろんドクターや卸MSにも意識して賞賛や感謝の意を伝えるようにしました。また、同僚や後輩にはできる限り寄り添い、良いところを褒めて動機づけることを心がけました。すると相手もＡさんの仕事を認め、褒めてくれるようになり、Ａさんは自分の存在意義を感じられるようになりました。好循環サイクルが動き始めたのです。

第1章 生き方を考え直そう

意欲の湧く環境を、自ら整えてみよう。

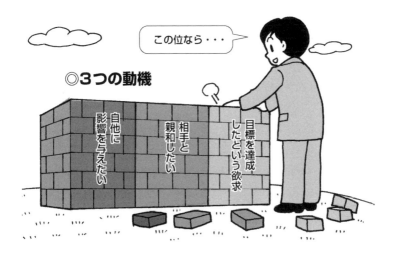

　Aさんのように3つの動機が満たされていなければ、満たされた状態になるよう積極的に行動しましょう。見通しが立たないと目標を立てづらく、そうなるとやる気が萎みますが、自ら環境を整えそこに身を置くことで、きっと意欲が湧いてくると思います。

偶然を必然にしていこう

　さて、元気が出たAさんは勉強を続け、今後のキャリアが不安になった時の心の支えとなりそうな理論を学びました。それは「計画された偶発性理論：プランド・ハップンスタンス理論」でした。

　スタンフォード大学のクランボルツ教授が提唱したこの理論は、「キャリアは自分の行き先を想定して自分で決めていくというよりも、ほとんどは予想もしなかった偶然の積み重ねの結果。それならば、そ

れらの偶然をただ待つのではなく、自ら作り出せるよう自分から動いたり、周りの出来事にアンテナを張り巡らせたりして、偶然を必然にしていきましょう」という考え方です。この理論では、予期しない出来事や偶然の出会いをチャンスに変えるために必要な行動として、次の５つを掲げています。

・好奇心を持ち、学び続ける
・失敗しても諦めず、努力し続ける
・何事もポジティブに考え、楽観的に取り組む
・冒険心を忘れず、リスクを取って行動を起こす
・余計なこだわりを捨て、態度や行動を柔軟に変えて対応する

　現代のように変化のスピードが速い時代においては、行く先を絞り込むとその他の可能性を閉ざしてしまうことになりますので、将来を計画してそれに固執することはナンセンスなのかもしれません。Ａさんが先人の知恵を梃に元気を取り戻すことができたように、今回取り上げた理論が悩んでいる方々の羅針盤になれば幸いです。

参照：モチベーション　デイビッド・C. マクレランド　生産性出版
　　　その幸運は偶然ではないんです！　J.D. クランボルツ　ダイヤモンド社

基礎編 第1章 生き方を考え直そう

クリエイターをめざそう

　目の前のことに集中していくにつれ、だんだん周りが見えなくなっていくことがあります。ハーバード・ケネディスクールのロナルド・ハイフェッツ氏というリーダーシップ論者の言葉に「バルコニーに駆け上がれ」というものがありますが、これは「組織内の人間、特にリーダーは意識して現場から離れ、バルコニーのような高いところから全体を俯瞰しないと大切なことを見失ってしまう」ことを示唆しています。つまり「意識してミクロとマクロの両方の目で現実を見据えましょう」という教訓です。

　どうすれば物事を両眼で見ることができるでしょうか。手っ取り早い方法は、いったん目の前の仕事から離れることです。皆さんもご経験があると思いますが、忙しいあまりひとつの仕事に没頭していると、どんどん視野が狭くなっていくものです。そして視野が狭くなった自分を実感しているのにも関わらず、そこから抜け出せなくなっていきます。ですから「バルコニーに駆け上がれ」というように、意識してその場を離れることの重要性が提唱されているのだと思います。

　集中している状態から離れることができれば客観的に自らを見つめ、周囲の言葉が耳に入ってくるので新たな視点ができるでしょう。また、私たちの仕事のうち自分ひとりで完結しているものはごく少なく、大きな仕事ほどたくさんの人と関わり合いながら進めています。そのメンバーの誰かが（それは皆さんかもしれませんが）高いところから全体を俯瞰する余裕をもっていることも、とても大切なことです。

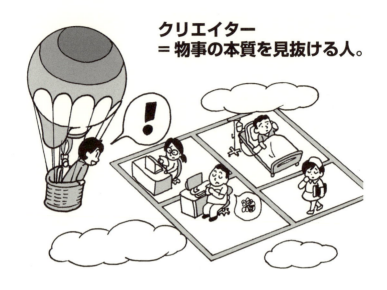

プロの仕事とは

ところで、私たちの欲求は何層にもなっていて、表面的に求めているものを提供するのはそう難しくありません。ただ、心の深い部分ではもっと別のものを求めていて、相手から「あなたが欲しいものはこれでしょう？」と言ってもらえるのを待っているのではないでしょうか。つまり MR はじめ顧客と相対する仕事においては、相手の表層の欲求を刺激し満たすだけでは不十分だと思うのです。

MR がドクターに「先生はこのようにお考えだと思いますが、このような考え方もあるのではないでしょうか」と、患者さんにより有用と思われる薬剤選択を提案し、「そう言われてみると、言われたとおりかもしれない」と考えていただくように働きかけることが理想だと思います。そうでないと MR は単なる御用聞きに過ぎなくなってし

まいます。

　人は深いところで求めているものをなかなか表に出しませんし、ひょっとしたら当人も気づいていないかもしれません。ドクターや薬剤師にああしてくれこうしてくれと言われ、その通りにやることは簡単ですが、それはクリエイターではなくオペレーターです。顧客の要望の奥を見つめ、心の底で望んでいることを探りあて、「あなたの言うように、確かにこっちのほうがもっと良かった」と思ってもらうのがプロの仕事だと思います。

内面を掴むには

　ゼロから何かを創り出すのは芸術家だけではありません。例えば食材から料理を作るなど、私たちは日々の生活の中でなにかを創り出しています。この観点から考えると私たちは誰でもクリエイターの素質があるのだと思います。「バルコニーに駆け上がれ」のように、相手の欲求についても表層と内面の両方を掴むよう心がけたいものです。

　心から「相手のために働きたい」と念じることは一定の効果があると思いますが、それだけでなく「ほんとうにあなたのためを思っています」という気持ちを口に出して相手に伝えることで、さらにその効果が増すことでしょう。私たち日本人はあうんの呼吸を大切にしますが、実際には口に出さないと伝わらないこともたくさんあります。

　MRの皆さんは、「私は先生のお役にたちたいです」と相手に伝えたことがあるでしょうか。このような「くすぐったい言葉」は気持ちが無いと発することができず、発したとしても本心でなければ相手の心に響きません。嘘っぽく聞こえてしまえば逆効果にもなりかねない言葉です。自分がMRとして医療従事者の仕事に貢献したいかどうかの「踏み絵」ともいえる言葉ですが、相手の心に沁み込めばグッと

内面に近づくことができるでしょう。

　相手に苦手意識を持ってしまうと自然と足が遠のきますが、顧客が苦手なタイプでも、できるかぎり「仕事だから」と割り切って応対したほうが得られるものは多くなるものです。そうは言っても、なかなか…というのが正直なところだと思いますが、まずは気持ちを入れて定期的に会うことを目標にしてみましょう。ほとんど面会していない相手に面会し始めると、しばらくの間は様子見で品定めされるものですが、地道に面会を続ければ心が少しずつ開いていくと思います。

　心が開いていけば内面を知ることに近づきますので、面会回数と会話する時間を増やすことに加え、周りから情報を集める努力も不可欠です。相手が置かれている状況を把握することがヒントとなり、心の底で求めていることが見えてくるかもしれません。この場合の「周り」とは、少々広範囲を考えてみましょう。病院勤務医ならば同僚のドクターのみならず、薬剤部や医療連携室など周辺部署の職員がそれにあたりますし、同じ研究室や高校の同窓生も貴重な情報入手先です。診療所医師ならば受付や医療スタッフはもちろんのこと、同窓生に加え門前薬局の薬剤師や医師会の幹部なども情報源になるでしょう。

第 1 章　生き方を考え直そう

　人は困っているときに助けてもらった恩を一生忘れないものです。そして人を助けるためには、困っていることを正しく知る必要があります。クリエイターと呼ばれる方を見ていると、その極意とは物事の本質を見抜くことだと思います。私たちは言われたことを確実に遂行するオペレーターを卒業し、相手のニーズを掘り起すような、相手の期待を超える応対ができるクリエイターをめざしたいものです。

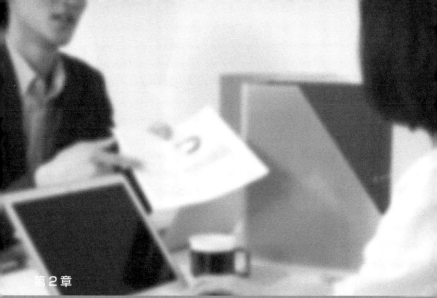

第2章

基礎編

折れない心を鍛えよう

基礎編 第2章 折れない心を鍛えよう

名言から学ぶ～ジャック・ウェルチ氏

　21世紀を代表する経営者のひとりであるジャック・ウェルチ氏。Control your destiny, or someone else will. など、氏が残した至言のいくつかは皆さんもご存じだと思います。GE社やウェルチ氏に関する本はたくさん刊行されていますが、大組織経営の話が多く、ほとんどの方にとっては「遠い話」なのではないかと察します。そこで今回は「近い話」すなわち私たちが日常業務を改善する支えとなる言葉を3つピックアップし、その心構えを学びたいと思います。

Steal the best：イノベーションよりイミテーション

　かの松下幸之助氏は「他所（よそ）さんの品もんのええ所を徹底的に研究して、何か1つか2つ足せばええんや」と話していたようですが、ウェルチ氏もそれには同感だったと思われ、Steal the bestという言葉を遺しています。言い換えると「（イノベーションを追うよりも）イミテーションで付加価値を付けよう」といったところでしょうか。スティーブ・ジョブズ氏も、いまあるものを繋げたりもっと良くしたりして新しいものを創りだしてきました。私たちはイノベーションという言葉に畏怖と疎外を感じがちですが、現存する最善のものをさらに良くすることも、いわゆるイノベーションに値すると思います。

　ウェルチ氏は社内外からベストプラクティスを探して真似し、自流に誂え直すことを奨励してきました。この方法はこれまでのやり方が

否定されるリスクを内包していますが、ゼロからイチを生み出す一か八かの投資よりも、リターンが大きいと判断したようです。同時に、このベストプラクティスを「継続的に学習する組織に育てる」という理想を達成するためのツールのひとつと見なしたのです。

ベストプラクティス活用には多くのメリットがあります。ビジネスプロセスが合理化されスピードアップにつながりますし、アクションの成功率も高まります。社員の意識改革や行動変容にもつながることが期待されます。もっとも、継続的な改善のサイクルを続けるには社員の意識や行動が鍵となり、この部分が最難関なのですが…。また、社外のノウハウを受け入れることで、組織の閉鎖性や硬直性を防止する一助にもなるでしょう。

ベストプラクティスは組織の大小にかかわらずどの会社でも蓄積しているはずですから、皆さんもまずは幅広く情報を集め、自身の仕事の改善に活用できないかを検討されてはいかがでしょうか。灯台下暗しで、営業所メンバーの活動からヒントを得られたり、自身が気付いていない良策が自分の成功体験の中に眠っているかもしれません。

Coach and teach：マネジャーはコーチであり教師であれ

コーチング花盛りの反動で、日本の強さの根源である徒弟制度が疎かにされていないか心配です。ビジネスでは「教える」ことが欠かせず、組織力の底上げには地道な後進の指導が不可欠です。教師とコーチはその役割が異なるため、切り分けて考えることが必要です。コーチングはある一定水準以上の人に行うことで、はじめてその効果を発揮するものであり、コーチングと指導すなわちティーチングは、対象者の経験やキャリアパスに応じて使い分けられる必要があります。皆さんが営業管理職ならば画一的にMRにコーチングを行うのではな

成功者の言葉を、日常業務に生かそう。

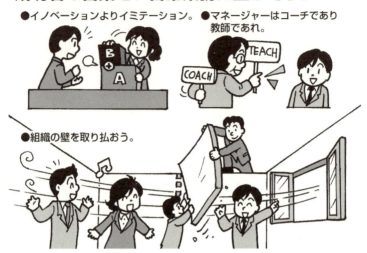

●イノベーションよりイミテーション。　●マネージャーはコーチであり教師であれ。

●組織の壁を取り払おう。

　く、相手のレベルを見極め、必要な人に必要な働きかけをすべきでしょう。つまり、経験の浅いMRにはコーチングよりもティーチングです。
　また、ウェルチ氏は管理職に積極的なエンパワーメントを奨励しています。エンパワーメントを行えば意思決定がスピードアップされ、顧客をはじめとするステークホルダーへの対応が早くなり、より顧客満足度を上げることができます。エンパワーメントされた人は、チャレンジに対処することにより自己成長が期待できます。いわゆる「ルーター所長」や「丸投げ所長」と異なるところは、相手をしっかりとフォローすること、何かあったら責任を取ると腹をくくることです。管理職は仕事を抱え込み組織が肥大することを戒め、各MRの能力に見合った権限を委ねることが必要です。

Remove the boundary：組織の壁を取り払おう

　組織を永続的に安定させるには、人や組織に「ゆらぎ」を起こし続ける必要があるといわれます。外界からの刺激…例えばドクターなど顧客の声、競合他社のニュース、新たに参入する製品や業界の大きな動きに組織をさらすことで、メンバーは刺激を受け、環境変化に適応できるようになります。この「ゆらぎ」に影響するのが「組織の壁」。組織の周りにはさまざまな壁があり、例えば社屋が同じでも所課が異なれば別会社のような組織もあることでしょう。組織の繁栄を阻む壁を取り払おうとウェルチ氏は訴えました。

　さて、皆さんの周りにはどのような壁がありますか？　皆さんは壁を下げることを心がけ、内側に外界の空気を取り入れているでしょうか。業界ニュースは管理職が率先して入手し、チームに共有しているでしょうか。

　仮に皆さんがエリアの病院チームで、診療所チームが別にあるとします。病院チームの仕事はチーム内で完結できず、病診連携企画ひとつとっても、診療所チームとの緊密な連携が欠かせません。エリアを包括的にマネジメントする部署があるべきかどうかはさておき、エリア内に複数の部署があると、どうしても間に壁が生じてきます。
病院と診療所ふたつの部署の管理職は、仕事を有機的に進めるため、両メンバーが壁を感じないように工夫することが必要です。例えば合同会議を行いエリア全域の動きを両メンバーが把握できるようにするとか、講演会企画の際には病院チームと診療所チームを混ぜたタスクフォースチームを作るなど、積極的に組織間を融合させることで、組織の壁を低くすることができるでしょう。

今回取り上げた3つの行動、皆さんは既に実行されていたかもしれません。名経営者と称賛される方が心がけていた行動こそ Steal the best、ぜひ私たちも積極的に真似して自分のものにしましょう。

参照：GE とともに　GE コーポレート・エグゼクティブ・オフィス　ダイヤモンド社

基礎編 第2章 折れない心を鍛えよう

限られたなかで成果をあげるために

　多忙な日々の中、時間やマンパワーなど限られたリソースで成果を出すには工夫が欠かせず、多くの研究のもとでさまざまな方法が提唱されています。今回はピーター・ドラッカー氏が述べた「成果をあげるための5つの方法」を取り上げ、MR活動に当てはめて考えたいと思います。

時間を整理する

　ドラッカー氏が最初に注目したのは時間を体系的に管理することでした。私たちが持っている1日24時間の内訳を知り、やる必要のない仕事や成果に結びつかない仕事の切り捨てを勧めたのです。

　それではまず、一日の行動とかかっている時間を洗い出してみましょう。例えばMRの皆さんならば：6時起床、7時卸デポ訪問、内勤、10時医療機関訪問、内勤、昼食、19時帰社、内勤、21時帰宅、夕食、入浴、自由時間、24時就寝といった具合でしょうか。これを眺めると顧客にどれだけ時間を使えているか、内勤にどれだけ時間を取られているか、非生産的な時間がどこにあるかが見えてくるでしょう。そうしたら次は、必要ないものを止められないか、必要あるものは時間を短縮できないかを考えてみましょう。

　また、細切れではなくまとまった時間を取ることで生産性は飛躍的に向上するといわれます。メールチェックのような仕事は隙間時間でも捗りますが、深く考えることが求められる仕事は、集中できる時間

限りある中での、優先順位とは…

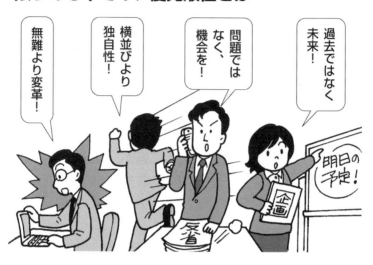

に一気に片づけることで成果を上げることができるのです。生産性を上げるためには片付けるべき仕事の内容を明らかにし、その仕事に集中している間はメールチェックや電話など他のことは極力行わないことが肝心です。そして常に自分の仕事が何なのかを自覚し、何をすべきかを見失わないようにしましょう。

強みをベースに

　私たちは誰でも強みと弱みを持っています。仕事の経験が浅い20歳代の頃は気が付かないかも知れませんが、30歳代も後半になってくるとだんだん自分の強みと弱みがハッキリ見えてくるものです。研修では弱みの克服に焦点を当てることが多いのですが、弱みを克服するには多大なエネルギーがかかります。ぜひ強みを伸ばすことに力を

入れましょう。強みが際立てば弱みをカバーすることもできます。

例えば大勢のドクターの前で行うプレゼンテーションが苦手でも、1対1でのディテーリングが得意な方は、得意なスキルを伸ばせば良いのです。説明会とディテーリング両方のスキルを伸ばすよりも得意なほうを大得意にすることを優先し、その強みで勝負したほうが最終的な成果は上がると思います。

「なにもしない」ことも

私たちはさまざまな場面で仕事の優先順位をつけることを求められますが、頭ではそうすべきだと分かっていても現実はどの仕事も至急と言われ、順位をつけるのが難しいのではないでしょうか。この優先順位について、ドラッカー氏は順番を決める際の原則を述べています。それは①過去ではなく未来を、②問題ではなく機会を、③横並びではなく独自性を、④無難なものではなく変革をもたらすものを選びましょうというものです。

これをMR活動に当てはめて考えると、①日報入力よりも明日の説明会準備を優先、②顧客を怒らせた反省よりも顧客に謝る機会をセットすることが優先、③同僚と一緒に行っている仕事よりも自分がやらねば進まない仕事を優先、④既知のルーチンワークよりも新しい仕事に挑戦することを優先といったところでしょうか。なお、優先順位が低いものについては「なにもしない」という選択肢があり、仕事をしなくても何も起こらないのであれば「する必要が無い」という判断もあります。

より多様な意見を

会議での全会一致は「時間かからず・波風たたず」で良いのですが、

「思考停止の結末」のときもあるでしょう。二者択一だとしても視野は広がりにくく、採用した案の弱みやデメリットに目が行き届かないことがあります。また、支店長や所長など「大きな声」を持つ人の意見に引きずられて成果の上がらない決定が下されるのは避けたいですし、そもそも組織においてはどうしても利害関係が絡みベストな選択肢が選ばれないものです。

そこでドラッカー氏は、ディスカッションの際に意識して意見の不一致をつくることを提唱しました。

意見の不一致を奨励することにより選択肢が増えます。議論薄く進んだ原案が行き詰まった時、代案があれば助け舟となり軌道修正することもできるでしょう。また、代案は原案に対して強みと弱みを併せ持ちます。意見の不一致から私たちが「もしかしたらもっと他の案、別の強みがあるかもしれない」と想像力を働かせ、新たな強みを見つけることができるかもしれません。これは成果を上げる意思決定を行う上で重要なプロセスになります。

このように、全体を俯瞰してベストな判断を下すためには視点の異なる意見が欠かせませんので、私たちは異なる意見を引き出す努力を怠らないことが大切です。

目を外へ

私たちは社内外の顧客と仕事を進めていますが、内ではなく外の顧客への貢献に比重を置くことが成果の向上につながります。そして会社から与えられた仕事をこなすだけではなく、自分の仕事が会社の枠を越え、社会とどのようにかかわっているのかを考えることでも成果の向上を図ることができるものです。

営業現場では実績の伸びと反比例して会議や資料作成などの内勤業

務が増えます。先に述べたように過去ではなく未来を、問題ではなく機会に焦点を当て、問題分析という内向きの仕事にとらわれすぎないようにしたいものです。意識して目を外の顧客に向けましょう。

　大手製薬企業を中心にリストラが加速するいっぽうで、営業現場ではコ・プロやコ・マーケによる競争が激化し、MR の皆さんは今後もますます生産性向上が求められるでしょう。先人が遺した知恵や工夫を知り、少しでも投資に対するリターンを上げたいものですね。

参照：明日を支配するもの　P.F. ドラッカー　ダイヤモンド
　　　賢人の思想活用術　上田惇生　幻冬舎

基礎編　第2章　折れない心を鍛えよう

どうしたらやる気を取り戻せるか

　皆さんの周りに働くことへの情熱を失っている方はいませんか？納得いかない評価、難しい人間関係、慣れた仕事がもたらすマンネリ感など、モチベーションを下げる原因はいたるところにあります。このような環境下でやる気を奮い立たせるにはどうすればいいのでしょう。

　MRのAさんを例に考えてみましょう。給与を上げればAさんはやる気になるでしょうが、その効果が永劫続くことはありません。また、他社がAさんにより高い給与を提示し転職を打診したとき、Aさんが会社に残るかどうかはわかりません。いくら給与を上げてもAさんは「不満は無い」状態にとどまり、その上の段階である「この会社で働き続けたい」とか「もっと会社に貢献したい」とはなりにくいということです。愛社精神は金銭では育ちません。動機づけが必要不可欠です。

　ここで心理学者のハーツバーグ・フレデリック氏が提唱した二要因理論について簡単におさらいしましょう。二要因とは衛生要因と他の要因（動機づけ要因）を指し、先に例として挙げた給与（金銭）は衛生要因、評価（称賛）は人のやる気を引き出す動機づけとされています。衛生要因には給与のほかに地位、職場の人間関係、仕事の内容などがあたり、動機づけ要因には評価に加え、成長の実感、昇進とそれに伴う責任や権限の拡大、業績の達成などが該当します。

私たちは動機づけによりモチベートされることがわかっています。もちろん衛生要因は「不満なし」の状態が望ましいのは言うまでもありませんが、たとえ衛生要因が満足できるレベルではなくても、自分を動機づけることで衛生要因が引き起こす不満足な状態をカバーし、やる気を取り戻すことができるものです。モチベーションは外から与えられるものではなく自分で自分に与えるもの、すなわちセルフモチベートするものです。

　それではここでMRの皆さんができるセルフモチベートの方法を考えてみましょう。

患者さんを助けることを想う
　MRの皆さんは、薬で患者さんの治療に貢献したいという欲求を糧に働いていると思います。担当製品がその欲求を満たせる薬であれば幸いですが、そうでない場合もあるでしょう。例えば、既に同クラスの薬が複数販売されていて、自社がこれから上市する新薬がそれほど特筆すべき薬でない場合は、なかなか「ぜひ患者さんに使っていただこう」という前向きな気持ちになれず、逆に「こんな薬出しても仕方ない」と思ってしまうかもしれません。

　しかし、ひょっとすると既存の薬が身体に合わなくて苦しんでいる患者さんが「その薬」を待ち望んでいるかもしれません。どの薬もたくさんの人が協力して開発されています。開発に携わった多くの人々の期待を背負い、薬の情報をドクターに届けるのはMRの皆さんです。自分が扱う薬が患者さんを助けるという真実を今一度思い起こせば、ドクターに薬を紹介しようという意気が心の底から湧いてくると思います。

治療に貢献できているかどうか聞く

ドクターを通じて患者さんを助けている実感を持てれば、MR活動でドクターに情報を届け、治療方針や処方に影響を与えることに情熱を持てると思います。糖尿病や高血圧症などいわゆるプライマリーケア領域MRの皆さんは、スペシャリティやオンコロジーの担当者と比較して、治療に貢献していることを実感する機会が少ないかもしれません。ですから積極的にドクターにお伺いし、自分の働きが役立っているかどうか、ドクターの診療の助けになっているかどうかを教えていただきましょう。そしてドクターから自分の仕事が役立ったケースを伺えたら、それはMRとしての勲章ですから、ぜひ会社で同僚と共有しましょう。周りの人のやる気も上げられると思います。

達成できる目標をたて、達成感を味わう

私たちは達成感があると嬉しく元気になります。この習性を利用して、会社が皆さんに設定する目標にプラスアルファして、自分の目標を立ててみましょう。例えば会社から指示された一日の訪問件数に自分で一件足してみたり、毎日英語の文献をワンパラグラフだけ読んでみたりなど、自分で決めた「クリアできる目標」を確実に達成するようにし、それが仕事の充実にも繋がれば一石二鳥です。小さなことでもいいので日々達成を感じられるよう、成長している実感が持てるように自ら環境を整えることで、やる気が出てくると思います。

割り切る

例えば納得いかない評価を受けてモチベーションが下がってしまったとき、「会社は会社だ」と意識的に割り切ることは意外と効果的です。MR職の評価は業績と行動の二本立てとしている会社が多いと思

モチベーションは自分で自分に与えるもの。

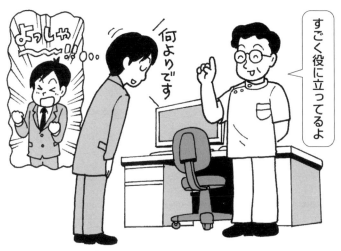

いますが、業績評価は数字で決まるため「さじ加減」が無い反面、行動評価は評価者の心象で変わってくるものです。もちろん「行動指針」など評価のガイドラインはありますが、行動評価の査定は定量ではなく定性評価になりがちのため、評価者と被評価者の意図がずれるのは仕方ありません。上司が変われば評価も変わるものです。そしてMRの皆さんの評価は直属上長だけがするものではなく、周りの方々もきちんと見てくださっています。あまり一喜一憂しないようにしましょう。

いつでも転職できる余裕を持つ

割り切ることができたとしても、モヤモヤとした日々を送るのは辛

いものです。いろいろと努力しても自分では解決できず八方塞がりなのであれば、転職して環境を変えるのもひとつの方法です。業界はまだまだ MR 職の口がありますし、近年は MR 職以外でも「35 歳転職限界説」はなくなりつつあり、45 歳でもそれ以上でも、スキルがあれば仕事が見つかります。もちろんそのためにはコツコツと MR 経験を積み重ね、どこの会社でも即戦力として重宝される人材になっておく準備が必要なのは言うまでもありません。いまの会社にしがみつかなくてもいい MR になろうと思えば、自然にやる気が湧いてくるのではないでしょうか。

　バイオリズムという概念はモチベーションにも当てはまると思います。いまいちやる気が出ないときには無理をせず、できる範囲で自分を動機づけ、活路が開けてくるのを待ちましょう。やる気は必ず戻ってきます。

基礎編 第2章 折れない心を鍛えよう

能力の棚卸しをしよう

　MRの皆さんは40歳を「節目の年」と感じる方が多いようです。それはおそらく、新卒でMRとして働き始めたとすると、40歳前後が定年までの折り返し地点にあたるからかもしれません。MRとしては脂の乗り切った時期で、幾度かの異動を経験し、診療所から大学病院までさまざまな施設を担当され、百戦錬磨のMRになっていることでしょう。

　一方で、早い方は30歳代後半で所長など管理職に昇格されるため、40歳で「まだ自分はMR職だ」と考えられる方は、「先は見えた」とか「(なりたいのに)もう所長にはなれない」とか「このまま定年までMRだ(嫌だ)」などと考えてしまうかもしれません。このような、気力が弱っている方にお勧めしたいのが「能力の棚卸し」です。

　能力の棚卸しとは、自分の能力を確認することです。自分は何ができて何ができないのか、得意とするものはなにか、苦手な部分はどこかを見つめることです。もちろんこの作業を行うのは40歳になるまで待たずとも、いつ行ってもいいと思います。異動や転職など、自分の環境に変化が起こった時点で行うのもお勧めします。例えば自分がMR活動の中で自信を持ってできることは何か…ディテーリング、講演会や研究会の企画運営、新薬上市活動、ドクターのグループ化…ひとつひとつ確かめてみてください。

積み重ねてきた経験に基づく能力を見つめ直そう。

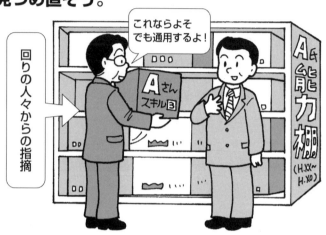

　ところで私たちは自分の能力を測るとき、どうして社内の基準や発想で判断してしまうのでしょうか。当然のことながら社内基準が世間に通用するとは限らず、社内評価が高くても社外で評価が得られないこともあります。ですから定期的に自分の能力を棚卸しして客観的に把握する必要があるのです。社内の基準ではなくいろいろな可能性を考え、「社会の基準」で自己診断する方法を考えましょう。

社内の価値判断を捨てる

　私たちはともすると、社内でいかに高く評価されるかということに意識が向きがちですが、自分の能力を測る際には意識して社内の価値判断を捨てましょう。同じMR職でも評価体系は会社ごとに異なり

ますし、MRに求める働きも変わります。A社では伸び悩んでいた方がB社に転職して認められ、大きく成長することがあります。自社では評価してもらえなくても他社では高く評価されることがあるということを知り、自己診断する際には社内の評価軸を忘れましょう。

年齢と評価の関係を知る

若い頃は評価が良かったのにだんだん（評価が）下がってきたと感じている方がいるかもしれません。しかし、年齢と共に評価が下がってくるのは「能力がないから」ではなく、組織にそのような構造があるからに過ぎないということを知りましょう。概して組織は年齢が上がるにつれてポストが少なくなり、必要とされる人数も減っていくものです。そうすると自動的に大部分の中高年は評価されなくなっていきます。多くの方の社内評価が年々下がるのはあたりまえで、それを悲観する必要はまったくありません。逆に、積み重ねてきた経験に基づく能力を見極めることが大切です。

自分の能力を見つめる

定年まで働くとすると40歳は折り返し地点かもしれませんが、人生80年で生涯現役とするとまだ序の口です。今後も生きていく中で周りに貢献できることはなにか、自分のどの能力が貢献につながるのかを考えてみましょう。

例えばMRのAさんは文章を書くのが上手で、ドクターとメールでの交信を通じて信頼関係を構築しているとしましょう。文章力があれば書き物を通じて広く影響を与えることができるかもしれません。また、所長のBさんは部下を家族のように大切にしているので部下から深く慕われているとします。他人を愛せる気持ちがあればどのよ

うな組織であってもチームをまとめることができるでしょう。例に挙げたAさんBさんの能力は社内でのみ発揮されているでしょうか？それとも、社外でも活用できる能力でしょうか。

周りの方からご指摘いただく

自分で自分の能力を見いだす作業に加え、周りの方にご指摘いただくことも良いと思います。社内では一緒に仕事を進めている同僚や上司部下、先輩後輩、気の置けない同期、メンターなど、社外ではビジネスパートナーや学生時代の友人知人などから忌憚なく指摘していただくのが良いでしょう。助言をいただくときには自分で棚卸しするときと同様、一般社会で通用する能力を挙げていただくよう依頼することがポイントです。改善点を指摘してもらうよりも、良いところ、優れているところはどこかを教えていただきましょう。

人の評価も社外目線で

これはぜひ評価者の方にお願いしたいと思いますが、人を評価するときには社内の評価軸で評価するだけではなく、「社外でどう通用するか」という視点で当人に助言をしてあげてください。この作業は部下の育成のみならず、ご自身の能力の棚卸しの練習にもなり、結果的にお互いのためになる行動だと思います。評価される側もしかりで、上司に「私の能力のうち社外でも通用するものは何でしょう」と積極的に伺ってみてください。

近年の製薬業界は変化の真っただ中にあり、MR職の概念や働き方も大きく変わりつつあります。プロパーが第一世代、MRが第二世代

とすると、いよいよ第三世代への移行期に入ったと思います。そのためMRの皆さんは、今後もMRとして働いていくためには何が必要か、自分にはどのような貢献ができるかを日々自問する必要があるでしょう。多忙な日々の中で社内に向けられがちな目を社外に向け、自分を客観的に見つめて強みを伸ばしていくために、今回のご提案がお役にたてば幸いです。

参照：40歳からの会社に頼らない働き方　柳川範之　ちくま新書

基礎編 第2章 折れない心を鍛えよう

メンタリングのすすめ

　昨今の医師主導臨床研究に関する事件をきっかけに、今後 MR 活動のルールが大きく変わることが予想されます。とくに大学病院など基幹病院担当者の皆さんほど活動の変化を余儀なくされ、従来の働き方を変える必要が出てくるでしょう。例えば、臨床研究関連業務は病院担当 MR として重要かつ誇りに感じられる仕事であり、優秀な担当者でないと成果を上げられないものです。しかし今後、MR はその関連業務のほとんどにタッチできなくなる方向でルール作りが進んでいます。

　私たちの多くは変化を好まず、大きな変化が起こるとストレスを感じます。MR 活動におけるルールが変わることで、とくに病院担当 MR の皆さんのなかには、先が見えなくなったり不安になったりして「悩みの森」に迷い込み、息苦しさを感じる方もいるでしょう。

　そのような苦しい時期には「森の出口」に導いてくれる人がいると心がラクになると思います。今回取り上げるメンタリング（mentoring）という手法を通じて、相手に自分が抱えている悩みを知ってもらい、自分とは異なる観点から助言をもらうことで悩みを克服することができるかもしれません。

　このメンタリングは人材育成手法のひとつであり、「行う側」が定期的かつ継続的に「受ける側」と交流し、受ける側の成長を支援するというものです。この「行う側」を「メンター」（mentor）と呼び、「受ける側」を「メンティー」（mentee）と呼びます。メンターはメンティー

の仕事やキャリアをはじめ、人生全般に関する悩みの良き相談相手であることが期待されます。

普通、メンターは会社が育成プログラムの一環として任命しますが、私たちが自由に相手を見定め、メンターになっていただくよう依頼するのは決して失礼なことではありません。メンターとなる相手にメンタリングをする意欲と心づもりがあれば、誰でもメンター役を務めることができると思います。

メンタリングをお願いするときには

私たちがどなたかにメンターをお願いするときには、良い交流にするためにいくつか気を付けたいことがあります。

まずは上司・部下を除く利害関係のない相手を選ぶことが肝心です。上司は自分の評価者のため、どうしてもメンタリング中に評価者の目線で見られてしまいます。上司が評価面談とメンタリングを分けられる人なら問題ありませんが、通常は上司部下の組み合わせを避けるものです。

また、相手は社内の人に限らず社外の人でも構いませんが、社内の人のほうが、自分が会社で置かれている状況を理解しやすいでしょう。自分の苦労に共感してもらいやすいということです。

なお、会社では育成プログラムの一環として年長者（管理職）や人事部からメンターをあてがわれ、自分で相手を選べないのが普通です。一方で、メンタリングを有意義なものにするためには「自分が相手に親しみを持てること」「相手を信頼してなんでも話せること」が欠かせません。「この人の話なら素直に聞ける」という相手でないとうまくいかないことは、メンタリングもコーチングも同じです。

会社のプログラムがあればそれを享受しつつ、自分の意志で相手を

選びメンターになっていただくよう依頼することも、自己成長のためのひとつの方法だと思います。

良いメンターになろう

次に、皆さんが誰かをメンタリングするときのことを考えてみましょう。これは会社で役割を指示された時も、後輩から打診された時も同様です。

ひとつ目は、メンタリングを行う目的をはっきりさせることです。メンタリングはコーチングと同様、受ける側の姿勢で成果が大きく左右されるものです。例えばMRのAさんが育成対象として選ばれ、メンターを付けることになったとしましょう。Aさんに話しかける際には、「Aさんの将来を期待しているので、今回自分がメンター役としてサポートすることになった。」と伝え、本人に誇りと自尊心、やる気を持ってもらうこと、やらされ感を無くすことが肝心です。

二つ目は、メンタリングを行う側と受ける側の関係を正しく理解することです。すなわち、コーチングと同じようにメンタリングの主役も受ける側であり、行う側が前のめりになりすぎることは受け手にとって有益ではありません。メンターがメンティーに手をかけすぎてしまってメンティーが何も考えず依存するようになってしまったり、熱心になりすぎたメンターが疲弊してしまったりすることもよくありますので注意しましょう。

三つ目は、メンターは自身の仕事やキャリアについて、いつでもメンティーに語れるよう準備しておく必要があるということです。メンタリングの場ではメンティーがメンターの話を聞いて、人生を生きていくうえの参考とします。例えば皆さんがメンティーとしてメンターが10歳年上としたら、皆さんは自分の今後10年間をメンターの人

第2章 折れない心を鍛えよう

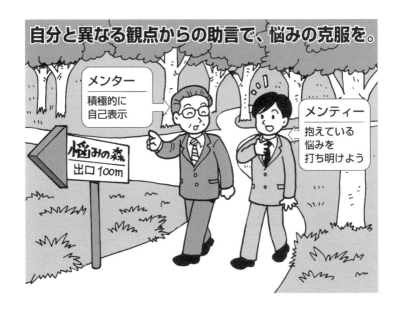

生からシミュレートできるのです。メンティーの期待はメンターの「人生についての語り」です。

　そして最も大事なことだと思いますが、メンタリングの中で出た話は他言無用という約束は必ず守りましょう。メンタリングをうまく進めるうえで相互の信頼関係は欠かせません。メンターが積極的にメンティーを信頼し自己開示しなければ、メンティーもメンターを信頼できず、信頼できなければ安心して相談することなど決してできません。

　仕事やキャリア、人生についての悩みを素直に話せる相手がいれば幸せですね。先に述べたようにMRの仕事は時代と共に変化していますので、10年後輩のMRには自分の経験が参考にならないかもし

れません。しかしたとえ仕事のやり方は変わっても、その時々の仕事やキャリア、人生についての考え方は、後進にとって必ずや参考になるはずです。

参照：人材マネジメント用語集、人事労務用語辞典　kotobank.jp

基礎編　第2章　折れない心を鍛えよう

「新しい箱」で考えよう

　ややもすると私たちは既成概念にとらわれ、いつもと同じ思考パターンに陥りがちです。今回取り上げる「アウト・オブ・ボックス思考」は既成概念や常識からの脱却を試みるものですが、文字どおり「箱から出て考える」というよりも、「新しい箱を作り、その箱で考える」という思考プロセスを取ります。

　皆さんも日々感じていると思いますが、既成概念や常識という「箱」から抜け出すのは容易ではありません。一方で、ちょっとしたきっかけでこれまであたりまえと思っていたことに異なる一面があることに気付く…すなわち「新しい箱を見つけ出したときに新しいアイデアが生まれる」という体験をされたことがあると思います。それでは具体例を挙げながら考えて参りましょう。

ことばの順番を入れ替えると?

　さっそくですが、次のふたつの文章内、それぞれの空欄に入る文字を考えてみましょう。

　「○○は玩具です」
　「玩具とは○○です」

　このふたつの文章はとても似ていますが、空欄に入れるものを考えるときの頭の使いかたは異なりませんか?

「○○は玩具です」に入るものを考えるときは、玩具についてすでに私たちが持っている「箱」に思考がとらわれるため、例えばラジコンカー、ぬいぐるみ、ブロックなど、既存の商品が次々と頭に浮かんだのではないでしょうか。

　そして「玩具とは○○です」を考える場合には、玩具について「新しい箱」を作り、その中に入れる言葉を思い浮かべたのではないでしょうか。例えば○○の中には、「子どもが使うもの」「大人も使うことがあるもの」「いろいろな種類があるもの」「子どもがいる家にあるもの」など、新しい発想のヒントとなる答えがたくさん出てきたと思います。

　もし私たちが玩具メーカーの製品開発担当者であったならば、例で挙げたように言葉の順番を入れ替えることで「新しい箱」を作り出し、そこから導かれたヒントを新製品開発につなげられるかもしれません。LEGOの成功は好例で、かつては子供の玩具の域を出ませんでしたが、今では子供はもちろん大人も楽しめる玩具に進化しています。

視点を逆にすると？

　さて、次の質問に進みましょう。今度はどのような答えが考えられるでしょうか？

> 問1：「日本の医療機関の数が5年後に半分になることはあり得るでしょうか？」

　いかがでしょうか。おそらくほとんどの方は「あり得ない」と答えられると思います。これまでの日本では、医療機関数が増えることはあっても大きく減ることはなかったと思います。それが5年後に半分になるなんて、どう考えてもあり得ません。

アウトオブボックス思考で未来を見つめる。

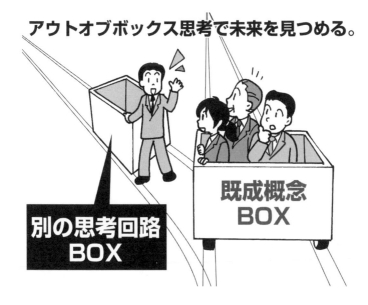

　それでは視点を逆にして質問を作り直してみましょう。次のような質問ならばいかがでしょうか？

　問2：「私たちは今から5年後の世界にいると仮定します。日本の医療機関の数は5年前の半分になりました。この5年間にいったい何が起こったのでしょうか？」

　仮定とはいえ医療機関の数は従来の半分になってしまいました。恐らく今度は先ほどの質問を考える時と全く異なり、あり得ないことが起こった理由を考えるべく頭脳がフル回転したと思います。
　さて、皆さんはどのような理由を思い浮かべたでしょうか？
例えば「医療費削減の煽りを受けて診療報酬が半減され、経営難に陥っ

た医療機関が淘汰された」、「セルフメディケーションの推進でOTC医薬品が無料となり、医療機関から患者の足が遠のいた」、「医療機関に罹る患者の自己負担額が跳ね上がり、多くの人が医療機関にかかれなくなった」などの理由が挙げられると思います。また、不謹慎で考えたくないことですが、「大震災で日本全土が壊滅し、人口が半分になったので医療機関も半分でよくなった」、「致死性の疾病が全国に蔓延して多くの人が罹患し、人がいなくなった」など、いくらでも出てくるのではないでしょうか。

　このふたつの質問は面白いことに、単に視点を変えただけなのに問1では「あり得ない」という直線的な答えが、問2ではさまざまな答えが出てきます。

　ここで、問2で思いついた答えが現実的にあり得るかどうかを考えてみてください。診療報酬の半減や医療費自己負担額の増加、画期的な国民的健康政策は絶対にあり得ないとは言えないと思います。大震災や致死性疾病による人口減も可能性はゼロではありません。

　私たちは普段、既成概念という「箱」に入っているため、問1は常識や過去からの経緯に照らし合わせると「あり得ない」ことでした。しかし問2のように時間軸を動かし質問の仕方を変えてみると、思考回路が活性化していろいろなアイデアが生まれてきたと思います。これこそがアウト・オブ・ボックス思考の真骨頂です。

　私たちは過去から現在そして未来を一本の直線で結んで考えてしまいます。現在の延長線上に無いことが将来起こるとはなかなか考えられませんし、考えることを避ける場合が多いと思います。ところが驚くことに、実際に起こってしまったことについては、それが過去からの延長線上に無い出来事であっても受け入れることができるもの

す。ということは、もし「あり得ない」ことが「起こった」ときの状況を先回りして考えることができれば、新しい発想につなげられるかもしれません。

　経験に基づく思考は安全で失敗は少ないかもしれませんが、「これまでこうだったから今回もこうだろう」という「直線思考」ではなかなか新しい発想が出てきません。MR活動をしている中で打ち手が無くなったときには、新しい発想で新しいアクションを考え出すことが必要となります。今回取り上げたアウト・オブ・ボックス思考を日々のMR活動に当てはめてみて、このアクションはどこが改善できるか、次のアクションはどうするかを考えるきっかけにしていただければ幸いです。

参照：BCG流　最強の思考プロセス　いかにして思い込みを捨て「新しい箱」
　　　をつくり出すか　日本経済新聞出版社

基礎編 第2章 折れない心を鍛えよう

フィードバックで底上げを

「年々MRの質が下がってきている」という声を耳にします。報道ではMR認定試験の合格率低下や医療機関内でのMRの迷惑な立ち居振る舞いが報じられ、質の低下の「エビデンス」として取り上げられています。質を測る尺度については議論があると思いますが、ここでは仮に「MRが顧客の期待に応えられているかどうか」を尺度とし、「フィードバックでMRの基礎体力を上げられないか」を考えてみたいと思います。

MR活動に関する各種ルールは厳しくなる一方で、MR個人レベルでの応用を利かす場面が減ってきています。例えばプロモーション資材は会社の審査を通したものを使うよう決められており、個々のMRが独自に資料を作ったり加工したりして使うことはできなくなりました。

また、プロモーションメッセージも細かく決められていることが多いため、ますます余計なことが言えず、工夫する機会も少なくなります。そのためドクターや薬剤師から「会社から決められたセールストークをするMRが増えている（すなわち質が落ちている）」という声が挙がるのでしょう。確かにセールストークが決められていて、それだけを話していれば事足りるようであれば、医学薬学を学び、論文を読み込む能力を伸ばす必要はないのかもしれません。

その一方で、ドクターや薬剤師からは、MRは会社の資料しか使え

なくても自分としての見解を持ち、自分の言葉で情報を伝えて欲しいという要望があります。資料にマーカーを引いた部分を読み上げるだけでは MR の存在意義は薄れますし、インターネットで代替えできることをそのまま行うのでは MR としてのプライドが許さないのではないでしょうか。人が介するからこその付加価値を付けたいものです。

お互いにメリットがある

このような顧客の声に応えるべく活動するには、MR としての基礎体力を上げる必要があるでしょう。会社から与えられた業務を淡々とこなすのではなく、顧客のために付加価値をつけようという気概を持つことも大切でしょうし、具体的な行動を起こすことも必要だと思います。その行動のひとつとして、フィードバックがあります。

自分の行動が相手にどのような影響を与えたかは相手に聞かねばわかりません。そして逆も然りです。MR の皆さんがドクターや薬剤師と上手にフィードバックを行うことができれば、双方が満足感を得られ、反省とともに改善につなげることができると思います。

ここで、MR の皆さんの担当ドクターが診ている患者さんを思い浮かべてみましょう。自社製品がその患者さんに処方され、患者さんの容態がどのような経過を辿ったかを面談時の話題にすることは、ドクターにとっても MR にとっても有意義なことです。ドクターは患者さんとのやり取りを思い返して薬の作用・副作用を実感し、その薬を続けるか他の薬に変更するかを考えるでしょう。この繰り返しでドクターは薬を使い慣れていくのです。そして MR は薬の治験データ以上の情報、すなわち実際に薬が患者さんにどのような影響をもたらしたのかを知ることができます。

現場で得られた情報を社会にフィードバック。

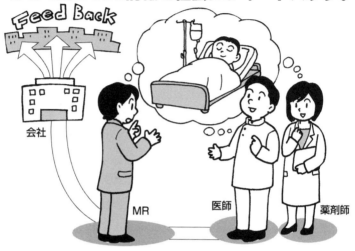

　実臨床で得られた情報こそ医療現場で役立つ情報であり、MRがドクターや薬剤師と共有し、会社を通じて社会にフィードバックすべき情報です。それがひいては適正使用に繋がり患者さんのメリットになるのです。

上手な与え方、受け方

　他人の行動について言及するのは楽しいことばかりではありません。良い話でしたら話していて楽しいでしょうが、逆の場合は言及するのもいやになることがあります。フィードバックは与えるほうも受けるほうも、お互いがハッピーになるようにしたいものです。

　日本は年功序列の文化ですから、30歳代前半くらいまでの皆さんならば素直に年長のドクターや薬剤師にフィードバックをお願いでき

ると思います。相手も喜んで応じてくださるでしょう。しかし自分より相手のほうが年下ならば、年少者から言われることに黙って耳を傾ける「覚悟」がないと、お互いが辛くなります。覚悟を相手に伝えなければ、相手は年長者に対する「言いづらさ」を解消することはできないでしょう。相手はエネルギーと時間を使って自分のために話してくれるのですから、フィードバックを受けるときにはとにかく傾聴することが肝心です。

　一方、フィードバックを行うときには相手がそれを求めているのかそうでないかによって伝え方を変える必要があります。相手から求められていないのにフィードバックする必要がある場合は感情的になってはいけません。私たちは相手が自分より年少者だったり役職が低かったりすると、つい「どうしてXXなんだ」というニュアンスの言い方になりがちです。そのようなフィードバックだと相手は当然反発しますので、「どうして」ではなく「と見えた」のように、客観的に見てどうだったかを明確に伝えることが重要です。

　例えば管理職の皆さんが部下とドクターを訪問した際、MRが一方的に話してドクターが受け入れていない姿を見たならば、同行後にどのようなフィードバックをされるでしょうか。「どうして一方的に話すのか」ではなく「自分はドクターが受け入れていないように見えた」と伝えてあげることが、MRに気付きを促す、本人のためになるフィードバックだと思います。

　なお、相手が心地よいと感じる方法でフィードバックしたほうが相手に伝わりやすくなります。つまり口頭よりも文字のほうがスッと入りやすいタイプの人と、その逆の人がいるということです。言い換えれば、面前で言われるよりもメールのほうがいいという人もいるでしょう。もちろん逆も然りです。

MRの質の低下が問われているということは、MRの皆さんへの期待が高いということです。このサインを重く受け止め一念発起したいものですね。フィードバックを行うにはエネルギーが要りますが、時間と労力をかけるだけの価値はあると思います。

基礎編 第2章 折れない心を鍛えよう

5つのストレス対処法

　私たちはたくさんのストレスに囲まれて生きています。ストレスから完全に解放されるのは叶わぬ夢なので、現実的にどうやってストレスと共生していくかが、快適で有意義な人生を送るための鍵となります。ストレスについては世界中で多くの研究が行われており、科学的な対処法が発表されています。今回はその一例として、米コロンビア大学の心理学者で、ストレス対処法について研究を続けているハルバーソン教授が提唱する9つの方法（Nine Ways Successful People Defeat Stress）から、MR活動に使えそうな5つを取り上げて考えましょう。

自分を許し、寛大な目で

　ミスや失敗をして周りに迷惑をかけ、顧客から叱られたり上長から注意されたりすると大きなストレスがかかります。そのような時には必要以上に自分を厳しく罰するのではなく、寛大な心で自らを許せばストレスを減らすことができるといわれます。研究によると、自分に寛大な人はそうでない人よりも幸せで楽天的で、心配したり落ち込んだりすることがより少ないようです。また、失敗したときにベストを尽くせなかったと嘆くよりも、失敗から学ぶ姿勢を持っている人のほうが、よりパフォーマンスを上げられるようです。

　MRはじめ生命関連企業の社員の皆さんは倫理感が強いので、顧客である医療従事者や、その先にいる患者さんの不利益につながるミス

や失敗を「まぁいいや」で済ます方はいないと思います。一方で、仕事に熱心なあまりミスや失敗を悔やんで心を病む方もいます。もちろん反省することは大切ですが、あまりクヨクヨせず、どうしてミスや失敗が起きたのかを分析し、学びを得るような考え方をしたほうが良いということです。

習慣化を

　MRの皆さんが日々の仕事で感じるストレスの原因は何でしょうか。訪問予定表にびっしりと未訪問先が並んでいることでしょうか、説明会の予定が重なり準備がたいへんなことでしょうか、会社や上司から売り上げ目標の進捗を追求されることでしょうか。

　研究より、「決めなくてはならないことがたくさんあること」がストレスの原因だということがわかってきました。MRの皆さんは訪問先を選んだりドクターとの面会時の話題を選んだりと、絶え間ない選択の日々を送っていますが、このような選ぶ行為がストレスの一因になっています。

　確かに、会社から決められた訪問先を回るのであれば、また、ドクターごとに面会時の話題が決まっていれば、いちいち悩んで選ぶ時間も労力もゼロになりますので、ストレスは発生しないかもしれません。このような、仕事をしている中で気づかないうちに溜まっていくストレスの処方せんは、行動を習慣化して決める回数を減らすことです。例えば訪問スケジュールはあらかじめ3パターンくらい作っておいて月ごとに変えるとか、ドクターとの面会時には3つ準備した話題を順番に取り上げるようにすれば、そのつど決めなくてはならないストレスから解放されるでしょう。少なくとも、無数にある選択肢を少数に狭めておくだけでも、「決める」という労力は軽減されます。

第2章 折れない心を鍛えよう

ストレス軽減の工夫で快適人生を。

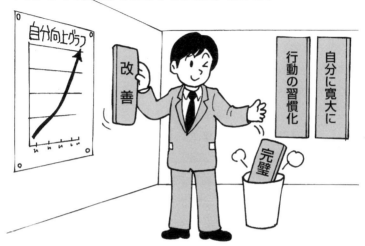

「やることリスト」は5W1Hで

皆さんは「やることリスト」を作っていますか？そのリストに並んでいる項目に終了のチェックがつかず、いつまでも残っていたらストレスが溜まりませんか？この場合の処方せんは、5W1Hを元にリスト化することです。この方法は目標達成に効果があり、しかも達成する確率を上げることが多くの研究で明らかになっています。

例えばリスト中の「講演会を案内する」という項目は、「今週金曜日までにターゲットドクター10名に講演会を案内する」のように具体的に記載します。このような予定の立て方をすると、私たちは無意識に脳の中にその情景を描くため、忙しくなってもうっかり忘れるこ

となく予定を遂行できる可能性が高まるそうです。

「完璧かどうか」ではなく「改善しているかどうか」

MR には売り上げや顧客訪問人数、製品コール回数などいろいろな目標が課せられていますが、100点満点をめざすのは困難でストレスがかかるものです。完璧主義の人は無意識のうちに自分を他人と比べてしまい、うまくいかないことがあるとすぐに自分のせいにしがちです。皮肉なことに、自分の能力を心配すればするほど失敗しやすくなることが研究でわかっています。もし完璧主義から改善主義に思考を変えることができれば、感じるストレスはずっと少なくなり、よりモチベーションを維持できると思います。

また、他人と比較するのではなく、過去の自分と比較し改善しているかどうかを重視することで自己成長を感じられ、やる気も出てくるでしょう。特に若く真面目な方ほど「人は人、自分は自分」を合言葉に、改善主義を意識しストレスを減らしていくのがよいと思います。

成し遂げてきた進歩を意識

進歩や成長を意識することは日常業務の中で気分やモチベーションを上げると言われます。つまり「小さな成功体験」はストレスに対抗する武器となります。私たちはたくさんの仕事が残っているのを見るとストレスを感じてしまいますが、辛くなる前にときおり立ち止まり、これまで成し遂げてきたことを振り返って自己評価してみましょう。月末や期末になり、未訪問先が連なっているリストを見るとうんざりするものです。そのリストを見て嘆く前に、訪問が済んだほうのリストを見て、自分は努力してこれだけのドクターと面会してきたのだという達成を認め、褒めてあげましょう。着実に進歩していることや、

仕事が片付きつつあることを確認することで、気分は改善し前向きになれると思います。

　ストレス解消法は千差万別です。今回ご紹介した方法が皆さんの一助となり、ストレスが少しでも軽減されれば幸いです。

参照："Nine Ways Successful People Defeat Stress", Heidi Grant Halvorson, HBR Blog Network, December 13, 2012

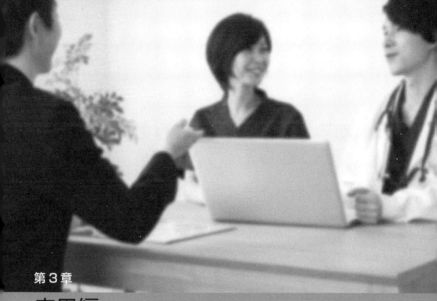

第3章

応用編

相手の満足度を高めよう

応用編 第3章 相手の満足度を高めよう

ドクターと患者さん双方の満足をめざして

　相手の行動を変えるには気持ちに働きかけることが効果的で、人は「語りの場」があると自分の気持ちを出しやすいといわれます。医療現場においてドクターをはじめとする医療スタッフは、患者さんの語りを引き出し、患者さんとの対話に基づいた治療を試みています。このアプローチはナラティブ・ベースド・メディスン（Narrative Based Medicine：NBM：物語りと対話に基づく医療）と呼ばれ、医療現場では EBM の補完概念として見なされています。つまりドクターが患者さんの語りを聴いて受け止めることで良い関係を築き、双方が満足できる治療を行える状態をめざしています。

　今回は NBM とは何か、医療スタッフが何を悩みどのような姿勢で患者さんと接しているかを知り、MR の皆さんがドクターとよりよいコミュニケーションをとれるヒントを探りたいと思います。

医療現場での試行錯誤

　昨今の医療現場では患者さんの満足度が高くないといわれますが、なぜでしょうか。それは患者さんの満足度は治療効果とは別に、ドクターとの人間関係も影響するからです。つまり治療がうまくいってもさまざまな理由で患者さんが不満を持つことがあるということです。これではドクターも患者さんも幸せではありません。こうした残念な状況を少しでも改善するための概念が NBM で、これはドクターが患者さんと良い関係を作っていくために、患者さんの語りすなわちナラ

ティブに注目しようという考え方です。

　このNBMは注目されているものの定着には程遠く、ドクターの言葉をお借りすれば「心情ではわかるけど実行は難しい」のが現状です。その理由の筆頭には時間的余裕のなさが挙げられると思いますが、特筆すべきこととして、患者さんの医療リテラシーが高まる一方でドクターが正しい診断を下すプレッシャーに晒されている状況もあります。また、患者さんの身体のことは患者さんに聞かなければわからないのは当然ですが、ドクターはプライドやプレッシャーが邪魔するため「わからないから患者さんに聞く」とか「診断に確信が無いから患者さんと相談する」という行動を取りにくいのかもしれません。

　NBMは患者さんの語りを引き出す魔法ではなく、短い診察時間内で行う地道な作業です。近年の医療現場では医療スタッフがチームを組んで患者さんを診る環境が整いつつありますので、今後はメンバー全員がそれぞれの持ち時間の中でNBMを進めていくようになるでしょう。チーム医療をつつがなく進めていくには、わからないことを患者さんに聞きつつ、対話を重ねながらどのように治療していくかを決めていくのが現実的です。患者さんの物語りすなわち容態は日々刻々と変化していくものなので、「過去」の検査結果に頼るのではなく「現在」ベストな治療方法を患者さんと一緒に選んでいくようになるのが理想形でしょう。

　NBMを通じて医療スタッフが継続的に患者さんと良い関係を作っていくことができれば、患者さんの本音もより伝わるようになるでしょう。そして診断はより的確になり薬剤の選択もきめ細やかに行われ、結果として治療効果も上がってくると思います。

　もし患者さんからの「先生、この薬を飲んだら調子が良くありません」という訴えが今よりも自然に共有されるようになれば、適切な対

NBMで患者さんの声を共有。

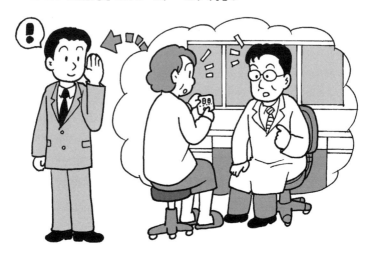

処により副作用を軽減したり医療事故を減らしたりすることができるかもしれません。そして患者さんの声がドクターからMRの皆さんに伝われば、製薬会社としてさらに良質な医療に貢献できる機会になるはずです。

語りの引き出し方

　さて、私たちはこのNBMから何を学べるでしょうか。語りを引き出すには相手が語り出し始めたときのフォローがもっとも大切です。語り出したら決して遮らずそのまま受け止め、いちいち突っ込みを入れないよう、突っ込みたくなってもグッと我慢して相槌を打っていくことが肝心です。そして相槌とは声だけではなく「もっと話が聞きたい」という表情や眼差し、頷きも含まれます。

　人は話したいことがたくさんあるはずですから、「あなたの話を聞

いてあげたい」という気持ちを前面に出して接することが相手の満足に直結します。そして、ただ相槌を打っているだけでは不十分なため、上手に合いの手や問いかけを入れていくことも必要です。ただし問いかける際には学校の先生のように「なぜ？どうして？」と問い詰めるのではなく、「知らないから素直に聞く」姿勢で問いかけたほうが良いでしょう。

　例えばMRの皆さんがドクターに薬を宣伝する場面で、ドクターが「その薬だったら競合品のほうが…」と話し始めたときに間髪入れず「自社品のほうが優れているデータがあります」と返してしまうと、ドクターは自分の考えを語ろうとした出ばなを挫かれ、いい気分はしないでしょう。そうではなくドクターの語りを受け止め、「先生は競合品のどの点が優れているとお感じですか？」とか、「自社品では満たせない先生のニーズは何でしょうか？」などの合いの手を入れて相手に話を続けるよう促すと、きっとドクターは気分よく語り続けてくれると思います。

　ただし、そうは言っても限られた面会時間のなかで聞き続けるのは現実的に難しいと思います。おそらくMRの皆さんはドクターの「競合品のほうがいい」という話を聞いた瞬間、複数の対抗話法を思い浮かべストーリーを組み立て始めるでしょう。これは豊富なMR経験があればこその思考回路ですが、ドクターの語りを引き出すときには邪魔になってしまうかもしれません。そのため、わざわざ気を入れて聴くようにする努力が必要になってくるのだと思います。

NBMはドクターはじめ医療スタッフの「患者さんを想う心」から生まれた概念です。私たちはこの概念を知り、思いをめぐらせることで、ドクターや医療スタッフの「患者さんを想う心」に近づくことができると思います。

応用編 第3章 相手の満足度を高めよう

その話、相手はどう思うか

　先日、優秀と目されている MR さんとお話をする機会があり、「会社の新しいルールについてドクターの理解を得るのに苦戦している」という悩みを聞きました。驚いたのはこれまで彼が取ってきた行動を聞いたときのことです。彼のような優れた MR でさえ、頭では「相手の立場に立って考える」というコミュニケーションの基本を理解していても、実際は忘れてしまっていました。

　そこで今回は、相手がどう思うかを慮ることの大切さを再確認し、どのようにすれば相手の共感と理解を得られるのかを考えたいと思います。ある営業所を舞台に、若手 MR の A さんと所長とのやり取りを見てみましょう。

ある日の営業所

　今月から会社は MR のプロモーション活動を大幅に見直し、その一環として講演会に関するルールも変更することになりました。このルール変更により、演者など講演会で役割をお願いするドクターにはさらなる負担をおかけしてしまいます。MR はこれまでに役割を承諾しているドクターはもちろん、今後役割を依頼するドクターにも新ルールを説明し、同意を得る必要がありました。現在営業所のメンバーが直面している課題は、すでに役割を承諾しているドクターとの交渉で、相手に気持ちよく同意してもらい予定どおり役割を担ってもらうことがゴールでした。

所長とAさんのやりとり

　営業所の若手MRであるAさんは、すでに演者を承諾してもらっているドクターに新ルールを説明し同意書にサインをもらいたいのですが、何度話してもドクターから色よい返事はありません。ドクターは自社製品の大量処方医のためコミュニケーションには慎重を期しており、無理にお願いして機嫌を損ねられ、実績に悪影響が及ぶことが心配です。壁にぶつかったAさんは所長に相談しました。Aさんのヘルプに応じ、所長は次のように語りかけました。

　「相手の理解を得るのは難しいことです。それが顧客であればなおさらです。愚直に説明し続けるのが正解ではないこともあるでしょう。このたびの会社のルール変更は一例ですが、相手に何かを説明し理解を得るために必要なことは、こちらの都合で新たな負担を被る相手の気持ちを慮ることだと思います。担当先のドクターは、本心ではルールを面倒に感じていて演者を断りたいが、Aさんを気遣うあまりそうしていないかもしれません。この気遣いはドクターにとって苦痛です。顧客に苦痛をもたらすのは申し訳ないことですね。ですから相手の理解を得る活動と並行して相手の本音を探りだし、満足度が高くなるように進めて行くことも大切だと思います。もしその結末が演者交代だとしても、ドクターに納得感があれば怒られないと思います。また、負担が大きい演者ではなく、パネリストやコメンテーターなど演者以外の役割に代わっていただくことも検討する余地があると思います。」

　このように所長は交渉相手であるドクターの気持ちを考えてみることをAさんにアドバイスし、Aさんは次のように返しました。

第3章 相手の満足度を高めよう

相手の立場で考えてみよう。

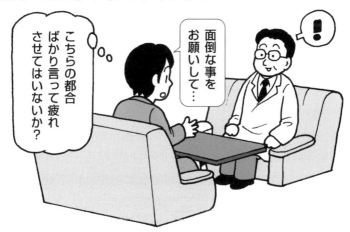

「所長のアドバイスは参考になりました。ドクターがどう思っているのか、という重要なことを忘れていました。状況をしっかり理解していただいたうえで、ドクターが苦痛を感じないためにはどうするのかを考えなくてはならなかったと思います。」

相手の気持ちを想像しよう

　仕事をスムーズに進めるには相手の理解を得ることが欠かせず、MRの皆さんも日々困難と格闘していると思います。相手の理解を得るには相手の共感を得る必要があり、共感を得るにはまずこちらが、相手が置かれている状況に共感することが大切です。言い換えれば、そのとき相手が持っている苦痛を取り除くように接すると、相手は自然に聴く耳を持ち、こちらの話を聞こうとしてくれるのだと思います。

　この苦痛とは何でしょうか。それは人によって違うものですし、同

じ人でも時と場所が変われば変わるものだと思います。例えば私たちの職場にある普遍的な苦痛は「自分の仕事を認めてもらいたいのに認めてもらえない」とか「話を聞いてもらいたいのに話を聞いてもらえない」といったものでしょう。また「自分の本心を隠して相手や周りに気を遣うのが疲れた」というのもよくある苦痛だと思います。

　ここで、Aさんの話を聞いたドクターがどのような気持ちでいたかを想像してみましょう。

「最近のAさんはいつも新ルールの話ばかり。会社から指示されているAさんの気持ちはわかるが、自分には面倒だから気が進まない。Aさんは良く訪問してくれるので演者を引き受けたが、もう辞めたいくらいだ。でも断ったらAさんはがっかりするだろう。かわいそうだし、無碍なことはしたくない。」

　もしAさんがこのようなドクターの苦痛を想定したうえで接すれば、きっと改善への糸口が見えてくるでしょう。つまり自分の依頼がどれだけドクターの負担を増やすことになるのかを案じ、そして自分のことを気遣ってくれていることに感謝して接すれば、ドクターも話を聞こうという気持ちになってくれると思います。

　私たちは他人の同情を欲しがるため、相手の考えや希望に同情すると親密になりやすいと言われます。また、「私があなたの立場だったら同じように感じるでしょう」という言葉を投げかけると、相手の共感を得られやすいことがわかっています。今回のケースでも、Aさんがドクターに「もし私が先生の立場だったら、先生と同じように感じるでしょう」と話しかければ、きっとドクターは自分のことを案じてくれていると感じ、心を開いてくれるのではないでしょうか。

「わかっていても実行できない」ことはたくさんありますが、今回取り上げた「相手の気持ちを想像すること」は、コミュニケーションアップに即効性があると思います。忙しい毎日の中でも気持ちの余裕を持ち、実践していきたいですね。

応用編 第3章 相手の満足度を高めよう

上司をマネジメントするという発想

　MRの皆さんはご自身がやりたいことを上司に許可してもらえているでしょうか。組織に属している限りはどのような仕事でも上司の承認が必要ですし、スムーズに仕事を進めるためには上司のサポートが不可欠です。

　MBAコースでは、部下の立場から上司とのコミュニケーションをマネジメントして、自分の仕事をスムーズに進める技術を「ボス・マネジメント」と呼んでいます。ボス・マネジメントのゴールは上司に自分のやりたいことを承認してもらうことで、そのための基本戦略は「上司の不安を解消して信頼を得る」というものです。

ベースとなる考え方

　皆さんは上司との関係についてどのような考えを持っているでしょうか。また、皆さんは自分が上司という「人間」ではなく、上司という「役職」に仕えている部下だという発想ができるでしょうか。この考え方はビジネスライクで日本では受け入れられにくいかも知れませんが、「上司の役職を活用して仕事を進める」という発想が、ボス・マネジメントのベースとなります。

　MRの皆さんにとって、所長が持っている権限はMR活動をサポートするために使える「武器」です。所長は営業活動のための経費を持ち、顧客に同行訪問してくれ、問題発生時は責任者として対応してくれます。このように有用な「役職の力」を活用しない手はありません。

役職の力で皆さんの仕事が捗り、成果が上がるのであれば本望でしょう。

相手の現状を確認する

　皆さんの上司も人間ですから、機嫌が良いときがあれば良くないときもあります。常に仕事やプライベートが順調であれば良いのですが、心配事で悩んでいるときもあるでしょう。機嫌が良いときにはスムーズに承認を得られるのに、良くないときには却下されることがあるかもしれません。気分や体調が優れないときには、周りの話が頭に入って来なくなるものです。そのため上司の機嫌や調子が良いタイミングを見計らうことは、ボス・マネジメントするうえでとても重要なことなのです。

　タイミングは週明けがいいのか週末がいいのか、朝か夜か、のような曜日や時間帯はもちろん、上司が出席する会議体や出張なども気分を左右する要素になるはずです。また、荒天で衣類がぐしょぬれの時に込み入った話を聞くとうんざりするように、天候も考慮に入れたほうが良いかもしれません。とにかく「もし自分ならばどうか」と顧みつつ上司を観察すれば、上司がリラックスして快く耳を傾けてくれるタイミングが見えてくると思います。

相手の好みに合わせて伝える

　私たちのコミュニケーションの方法は複数あり、人によって好みがありますので、上司はどのような方法を好むのかを把握しましょう。上司が間接上司にどのように接しているのかを見ていれば、上司の好む方法を知ることができます。

上司の持つ「力」を活用しよう。

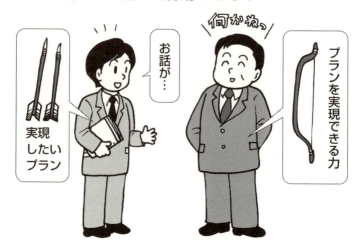

　皆さんは相手に仕事を頼んだとき、完成度70％でも早く提出してほしい「スピード重視派」か、90％以上を望む「完成度重視派」のどちらでしょうか。そして皆さんの上司はどちらでしょうか？相手がスピード重視派ならば、とにかくドラフトでも良いので早く提出することが大切ですし、完成度重視派ならば、締め切りギリギリまで時間をかけて完成度を高めたほうが相手は喜びます。

　私たちは他人とコミュニケーションを取る際、主に言葉（口頭）と文字（メール）を用います。そして、口頭で情報をやり取りするのが好きな人、メールや文書など文字での交信を好む人がいます。もちろん、両方必要だという方もいるでしょう。ポイントは、皆さんの上司がどちらを好むかを知り、それに合わせてあげることです。そうすれば相手は皆さんのことをより受け入れやすくなるはずです。

相手の不安を解消する

　私たちは何かを「知らない」状況に置かれると不安になります。職場で「私は聞いていない」と言っていざこざが起こるのはこのせいです。誰でも知りたい欲求があり、それが満たされると安心します。そのため、どのような情報をどのように伝えれば心地よくなってもらえるかを検討し、相手によって提案方法や行動を変えることが大切です。

　マイクロマネジメントが好きな上司なら、その都度確認を取って巻き込んでおけば安心するでしょう。メールのCCに上司を欠かさず入れ、顔を合わすたびに進捗を報告すればよいと思います。また、上司が石橋をたたくタイプならば積極的な提案が喜ばれますし、その際には定量的/定性的データを添えればよいでしょう。なお、このデータは周囲の意見を聞いてざっくりとまとめておけばいいのか、それとも意見を数値化しておいたほうがいいのかは、相手のニーズに応じて判断しましょう。

上司がその上に説明する場面を想像する

　大きな企画を提案する際には、上司がその上に話を通しやすいような資料を用意する必要があります。直属上司から間接上司への説明時に自分が同席できない場合、直属上司に十分な説明をしてもらうためには相応の準備が不可欠です。その際、間接上司が言葉と文字のどちらが好きかを把握しておき、それに応じてプレゼン資料を組み立てればより効果的です。つまり、言葉を重視するタイプならばポイントをビュレットで箇条書きにする、文字重視タイプならばバックアップに詳細な資料を準備するということです。

　また、ときには間接上司への根回しが功を奏することもあります。（直属上司の顔をつぶさない程度に）企画概要を間接上司の耳に入れ、

承認のためのアドバイスをお願いすれば、必要な情報を資料に盛り込むことができます。直属上司がその上を説得して企画を通すことができるかどうかは、部下の資料作りにかかっていると言っても過言ではありません。

　自分の提案が承認され、物事が進むのは有意義ですね。主体的に仕事を進めることができれば「やらされ感」は減りますし、なによりも仕事が楽しくなります。今回の発想を元に積極的に上司をマネジメントして、皆さんの「やってみたい」ことが叶うようになれば幸いです。

応用編　第３章　相手の満足度を高めよう

ソーシャルスタイルを活用しよう

　仕事は組む相手との相性によって成果が変わるもので、それは上司部下、同僚はもちろん顧客も然りです。相性が良ければ捗るし、そうでなければ効率が悪くなるのは自然であり、自分と違うタイプや苦手なタイプとは付き合いにくいものです。大抵、相性の悪さはお互いが認識しておりそれは仕事に影響します。

　人間関係が思うようにいかず悩むとき、相手によって自分の接し方を変えればうまくいくことがあります。世に溢れるコミュニケーション系のスキルやセオリーは、杓子定規に当てはめてもうまくいかないことが多々あるため、置かれた状況と相手によって適宜カスタマイズすることが不可欠です。

　今回取り上げるソーシャルスタイルとは、人が習慣的にとる行動の傾向を知り、違いを受け止め対人関係を良くしていこうという行動科学理論です。研究によると人の行動傾向には「自己主張度」「感情表現度」という二つの尺度があり、その組み合わせにより４つのソーシャルスタイルがあると考えられています。

　自己主張度とは自分の意見を主張する傾向があるか、他者の意見を聞く傾向があるかを頻度で測る尺度であり、感情表現度とは感情を率直に表わす傾向があるか抑える傾向があるかについて、周りから見てどれくらいその人の感情がわかるかで測る尺度です。このふたつの尺度を組み合わせると図のように４つのソーシャルスタイルが生まれ

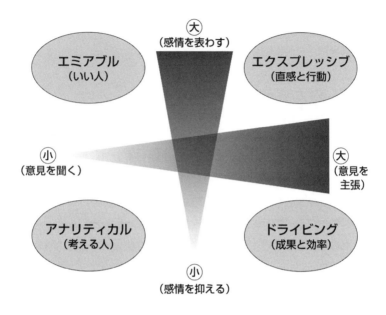

ます。この4つに優劣はありませんが、対角線上にあるスタイルは相性が良くないと考えられています。それではさっそく4タイプの行動傾向を見てみましょう。

*エクスプレッシブ：直感と行動（意見を主張×感情を表す）

　理屈より直感で、考えるよりまず行動というタイプです。仕事は早く、思いついたことや言いたいことをすぐに口に出す傾向があり、話が脱線することもしばしば。デスクワークよりも動いているのが好きで、長話や細かい話を好みません。仕事相手にはやる気とクイックレスポンスを要求します。

*ドライビング：成果と効率（意見を主張×感情を抑える）

成果と効率にこだわりを持つタイプです。無駄なことを好まず、余計な付き合いや世間話は時間の浪費と考えます。目的志向が強く、感情よりも合理性を重視するので冷徹な人と思われてしまうこともあります。仕事相手にも成果を求め、会話では事実を簡潔に話すことを期待します。

*エミアブル：いい人（意見を聴く×感情を表す）

人間関係を重視し積極的に場をとりなす、いわゆる調整役タイプです。社内外問わず関係者への気配り心配りに腐心し、職場やチームの和をとても大切にします。和を重視するあまり決断力に劣る一面もあります。仕事相手にも協調を求め、ルールや決まりを守ることを望みます。

*アナリティカル：考える人（意見を聴く×感情を抑える）

物事について十分な時間をかけて考え、慎重に石橋をたたいて渡るタイプです。失敗して批判されることを好まないため、できる限りリスクを小さくすることに奔走します。堅実ないっぽうで、決断が遅くなったり周りとのコミュニケーションが希薄になったりすることがあります。仕事相手には用意周到さ、完璧主義を求めます。

以上４つのタイプを見て参りましたが、皆さんはどのタイプに近いでしょうか？　おそらく皆さんも感じられた通り、人の性質はどれかひとつのタイプに限定されるものではありません。時と場合によって普段とは異なる側面が表出することもあるでしょう。

ドクター面会時のケースで考える

　MRの皆さんには苦手なタイプのドクターがいると思いますが、そのドクターはどのタイプでしょうか？　ひょっとすると皆さんはそのドクターと正反対のタイプではないでしょうか。自分が苦手意識を持っているドクターはターゲット先にもかかわらずなかなか足が向かない…そのような経験は誰もがお持ちだと思います。このような時、ソーシャルスタイルを知ることが壁を乗り越える一助になるかもしれません。ここでドクターと面会したときの話の切り出し方を題材に、ソーシャルスタイルの活用法を考えてみましょう。

　MR研修では「唐突に製品説明を始めるのではなく、ニュースの話題などから入る」と教えられることが多いのですが、ソーシャルスタイルを元に考えれば、一様な話題を取り上げるのではなく、相手のタイプに応じて柔軟に会話を組み立てたほうが良しとなります。

　例えば感情表現が豊かなエクスプレッシブとエミアブルは雑談好きなので、研修で習った通りの導入が適しているかも知れませんが、ドライビングやアナリティカルはビジネスライクを好む傾向があるので、回りくどい話をしているとイライラして「用件は？」と返されるかもしれません。そのようなタイプには挨拶もそこそこにして本題に入ったほうが受け入れられやすいと想定されます。

　また、処方量アップをめざす活動を展開する際、自己主張が好きなドライビングやエクスプレッシブはコミュニケーションのスピードが速く意思決定も早いので、こちらも相手に合わせテキパキと接したほうが良いでしょう。面会の間隔を開けずに訪問を重ね、アクションプランを連続して投下する戦略が立てられます。その一方で、意思決定がゆるやかなエミアブルやアナリティカルは短期間で処方アップを迫

ると失敗する可能性が高く、じっくりと時間をかけてコールを積み重ねる必要があるでしょう。このようにソーシャルスタイルを分析材料にして、相手のタイプに応じた攻略法を立案できると思います。

　私たちが苦手とする相手のソーシャルスタイルは、おそらく自分と正反対のタイプです。「やはりそうか」と受け止めたあとは頭を切り替え、「お互いの強みを活かし合おう」と前向きに考えましょう。接し方を変えれば、きっと人間関係は改善します。

応用編　第3章　相手の満足度を高めよう

上手なお願いのしかた

　皆さんは人にお願いするのが上手でしょうか。また、皆さんの周りに「お願い上手」はいますか？仕事は社内外の関係者と気持ちよく進めていきたいものですが、その秘訣のひとつがお願いのしかたの工夫だと思います。相手に快く受けていただけるような依頼方法を考えてみましょう。

いま、相手はお願いされても大丈夫？
　一番大切なことは、いま相手が置かれている状況を察することです。仕事は忙しすぎないか、体調は万全か、心は平穏かどうかも案じるべきでしょう。どれかひとつでも欠けていると、心に余裕がなくなります。他人からの依頼を受け入れる体制ができているかどうかを気遣うことが大切です。
　「お願い」はギブアンドテイクです。「持ちつ持たれつ」とか「お互いさま」という言葉があるように、お願いしてばかりとかお願いされてばかりでは人間関係が疲弊してしまいます。「お願いの貸し借り状況」についても意識しておいたほうがいいですね。
　そしていざ相手にお願いするとき、スケジュールが読める相手にはタイミングを計り、そうでない人には慌ただしいと思われる始業時やお昼前、終業間際、週末などのリラックスタイムを外してアプローチするのは、基本的なビジネスマナーです。
　MRの皆さんがドクターに薬の処方をお願いする場合も同様です。

面会の冒頭で単刀直入に「〇〇先生、お願いがあります」と突進していくと、おそらくドクターは驚き引いてしまうでしょう。そうではなく、何気ない会話をしながら相手の状況を把握し、タイミング良しと判断してからお願い話に移ったほうが、受け入れていただきやすくなります。そしてドクターが多くのMRから処方を依頼されると思われる、月末や期末を避けるなどの気遣いが、相手の心象を良くし、他者との差別化になると思います。

お願い上手から学ぼう

　人は話の内容よりもそれ以外の要素を重視してしまうものです。悲しいかな、同じ内容でも誰が話したかとか、伝え方によっても受け手の印象が変わってきます。つまり依頼内容もその重さ軽さではなく、依頼のしかたとか筋を通したかどうかなどが受諾の決め手になりやすいのです。もちろん、普段の関係性も判断の基準となります。

　皆さんはどのようにお願いされたら気持ちよく引き受けてしまうでしょうか。お願いされるとき、おそらくメールより電話、電話よりface to face（F2F）のほうが、相手が「困っていて自分にお願いしたい」という気持ちが伝わってくると思います。

　直筆のメモや手紙も距離を縮め、手書き文字はとくに今の時代「手間をかけている感」を醸し出してくれます。ボディランゲージも上手に使えば効果的で、頭を下げたり手を合わせたりする仕草が依頼のポーズだということは誰でも分かりますし、お願いしたい気持ちが強くなれば自然に体が動くものです。

　役職や年齢、立場などのポジションパワーを利用した依頼は絶対的な力があり容易ですが、頼りすぎると「お願い力」が身に付きません。自分のほうが相手よりも上のポジションにいるときは良いのですが、

お願い上手になろう。

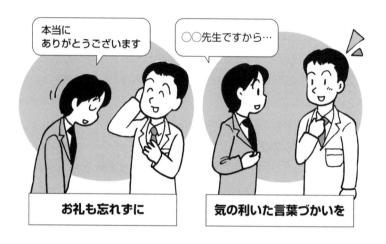

自分よりも相手のほうが上の場合や自分と相手が同レベルのときに、依頼を通すことができなくては困ると思います。

　ところで、お願い上手な人は気の利いた言葉を使っています。そのひとつが「○○さんだから」というフレーズです。相手に特別感を持たせるこの言葉は、例えば得意先では「○○先生はこの疾患について地域の先生方のリーダーですから、次回の講演会の座長をお願いできますか？」とか、卸デポでは「○○医院とコンタクトが強い○○さんだから、この資料を先生にお渡しいただけますか？」となります。
この「○○さんだから」というフレーズは特別感を醸し出すことができるため、相手はきっと「自分は特別視されている」という自尊心を感じてくれると思います。お願いされているのに褒められているよう

な印象を持ってしまうのです。

　また、文字で伝える場合は「○○できませんか？」と否定語で書くよりも「○○できますか？」と肯定語で記したほうが、受け取った側の印象は良くなるものです。言葉のマジックかも知れませんが、心理学でも人は否定形より肯定形のほうが前向きな印象を受けることがわかっています。

お願い上手はお礼上手

　もし余裕があれば、お願いする時点でお礼のことを考えておきたいものです。ただしお礼といっても大げさに考える必要はなく、クイックにメールや電話で感謝の意を伝えたり、お礼状をしたためたりでも良いでしょう。そして次に会った時に改めてその節のお礼を伝える心くばりは、相手との関係をより良くすると思います。

　一方、卸 MS 氏など社外の協力者には、仕事の対価を支払っているからお礼は不要という考え方があるかもしれませんし、組織の中で部下は上長の指示どおり動いて当然という考えもあるでしょう。しかし、そうは言っても仕事をしているのは生身の人間ですから、一緒に仕事を進める同志として、その都度きめ細かく労ったりお礼を述べたりすることが、快適なコミュニケーションを継続させるコツだと思います。

　MR の皆さんは日々ドクターに薬剤の処方をお願いしていると思いますが、きちんとお礼を伝えているでしょうか。薬剤処方はドクターと MR とのコミュニケーションツールです。ドクターの中には薬剤を選択するときに MR の顔が浮かぶと話される方もいます。「○○先生、新規処方ありがとうございます」という感謝の言葉は、ドクターが待っている、嬉しい言葉です。

誰もが忙しくしている毎日です。自分のことだけでも精一杯なときには、お願いされると困ってしまうこともあるでしょう。そこは「お互いさまの精神」で気持ちよく受けつつ、自分が助けてもらいたいときには相手を気遣い、依頼のしかたを工夫したいものですね。

応用編　第3章　相手の満足度を高めよう

期待に応える講演会・勉強会を

　ドクターや薬剤師の情報入手源は、依然として MR や MS など「人づて」が上位を占めており、講演会や勉強会などはインターネットを介したいわゆる e プロモーションよりも、情報入手先としての地位を高く保っています。また、医療現場の声に耳を傾けると、医薬品の有効性と安全性に関する情報提供の要望がより強まっています。そこで今回は、このような環境下でどのような講演会や勉強会が求められるのかを考えてみたいと思います。

　医薬品の情報提供についてドクターが MR や MS に求めることは従来から大きく変わっておらず、MR には専門知識に基づく的確な回答を、MS には第三者の立場からの客観的なコメントが求められています。その一方で、変化していることは何かというと、これまで MR の皆さんが主な顧客と見なしてきたドクターが、自身のスキルアップに加え、チームを組んで医療を行っているメンバーへの情報提供を求める傾向が強くなってきているということです。

　薬剤師や看護師、管理栄養士や保健師など、ドクターと協働して患者さんに医療を提供するコ・メディカルと称される方々は、直接は薬の処方すなわち MR の皆さんの売り上げに影響を与えないかもしれません。しかし医療現場では、患者さんを中心としたチーム医療推進のために、メンバー全員のレベルアップが求められています。コ・メディカルの方々の薬に関する知識向上は、MR がサポートできる分野

のひとつだと言えるでしょう。この流れも頭に入れつつ、いくつか企画立案のヒントを挙げてみましょう。

企画立案のヒント
・従来から行われている形式の講演会は自社製品の処方増を目的に企画するため、どうしても薬の有用性を訴求する内容になっていました。確かにその製品が「市場一番乗り」ならば新規性があるためドクターも興味を惹かれますが、2番手以降の製品の場合は「先発品より有用」というストーリーが読めるため、ドクターの食指が動きません。明日からの診療に役立つ知見や新しい分野の話題、例えば糖尿病と認知症を合併した症例に対する最新の治療方針とか、各種疾患とエピジェネティクスの関連性などのテーマは興味を惹くと思います。

・若手ドクターの育成はどの医療機関でも手が掛かり、製薬会社のサポートの余地がある分野です。例えば循環器科の若手ドクターに向けて、血液内科のドクターから循環器疾患と腫瘍に関するレクチャーをしてもらうとすると、MRがその橋渡しをすることもできると思います。まずは院内でやってみる。そして規模を拡大すれば病病連携や病診連携も視野に入れることができるでしょう。

・高齢の患者さんほど複数の疾患を抱えており、関わるドクターやコ・メディカルの数も多くなります。例えば認知症は診療所や病院をはじめ、地域包括支援センターや介護老人保健施設、特別養護老人ホームなどとの幅広い連携が欠かせません。講演会や勉強会の場を通じて各施設のドクターやコ・メディカルの交流が進めば、認知症治療連携の推進に繋げることができるでしょう。

・糖尿病専門医に伺うと、糖尿病治療を成功させるカギは、いかにコ・メディカルが適切に患者さんと接するかだといいます。糖尿病治療チームの主なメンバーは看護師、管理栄養士、薬剤師、臨床検査技師、理学療法士であり、療養指導に関する勉強を継続的に行っています。さらに治療の満足度を上げるためには、薬に関する知識も不可欠だと思います。

・先述した糖尿病以外にもドクターだけでは対応しきれない場面は数多くあり、スキルアップしたコ・メディカルの働きが医療サービス向上につながることは言うまでもありません。例えば患者さんの接遇ひとつとっても、スムーズに応対が進めばそれだけ時間に余裕ができ、コ・メディカルの方々がほかの重要な仕事に労力を割くことができるのです。

・患者さんに服薬指導を行うのはコ・メディカルの方々であることが多いものです。例えば呼吸器疾患治療に使用する吸入器はメーカーによって形状も使い方も異なり、服用する患者さんに的確な説明が必要です。服薬指導がうまくいけば服薬アドヒアランスを高め、治療効果が向上するでしょう。コ・メディカルの方々へ服薬指導のアドバイスをすることで、同種同効薬でも差別化できると思います。

ソフト面も洗練する

　さて、ここまでハード面について検討してきましたが、ここからは話題を変え、ソフト面からMRの皆さんが講演会や勉強会の会場で気を付けたいことを考えてみたいと思います。

医療現場全体のレベルアップを図る企画も。

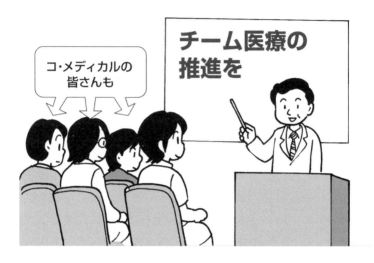

　例えば全国から大勢の参加者が集う講演会では、会場内で迷っている方々への親切な対応が望まれます。ときには参加者が間違って社員控室に入ってこられることもあるでしょうし、分科会が設けられていれば複数会場への案内が必要なこともあるでしょう。このような事態に対応するには、事前に会場内を歩いて各会場やトイレ、喫煙場所や非常口がどこなのかを把握しておくことが必要です。また、全国規模の講演会ではMRの皆さんも各地から参加することもあり、久しぶりに同期や同僚などに会って過度にリラックスしてしまうかもしれません。普段はキチンとしている方でも、油断してしまうことがあるでしょう。

　上記は一例ですが、ソフト面での期待を超えるために決して忘れていけないことは、どの講演会や勉強会においても、参加者は新しい知

識を得るために貴重な時間を割き出席しているということと、参加者のレベルアップが患者さんのメリットに繋がるということです。この事実を忘れなければ、MRの皆さんの行動は自然に洗練されていくと期待しています。

　講師や勉強会メンバーの研究内容や略歴などを事前に共有すれば、さらに参加者の理解を深めることができるでしょう。また、会の参加者全員が自社の大切な顧客と思えば、どなたに対しても親切に接することができると思います。講演会や勉強会がひしめく中でひとつ頭を抜け出すために、ハード面プラスソフト面にも気を配り、これまでとは一味違った会の企画運営にチャレンジしてみくください。

応用編 第3章 相手の満足度を高めよう

交渉で窮地を乗り切ろう

　職場での交渉に苦手意識を持たれている方が多いと思います。勝てば気持ち良いでしょうが、負けたと感じると気分が落ち込みますし、たいてい仕事も増えます。MRの皆さんの日常も交渉の連続であり、社内では上司や同僚・他部署の方々と、社外ではMSさんやドクター、薬剤師などの顧客と毎日のように交渉していると思います。今回はこの交渉を取り上げ、どうすればWin-Win状態に持って行けるかを考えてみたいと思います。

よくあるケースで考える

　営業所会議で上司と業務分担について交渉するケースを考えてみましょう：

［所長］

　「講演会の役割分担をしたいと思います。今回の目玉として、事前にドクターからビデオメッセージをいただき、当日流すことを考えています。このプロジェクトを進めるにあたり、メッセージ内容の検討、ドクターとの打ち合わせ、ビデオ撮影などいろいろな準備があります。これは営業所の重要な企画です。どなたかリードしていただけますか？」

［メンバー一同］　下を向く
（心の声：この役割は時間も労力もかかるだろう。たいへんそうだか

ら引き受けたくないな。誰か手を挙げてくれないかな。間違っても自分には振られたくないな。）

ケース１　失敗したAさん

　Aさんはいきなり所長から指名され慌て、不本意ながら即答してしまいました。
［所長］
　（誰も手を挙げないな…Aさんに振ってみようか）「Aさんどう？」
［Aさん］
　（えっ…どうして私なの？…困ったな。少しはできるかも知れないけれども全部は無理。正直引き受けたくないけれども、いまここで断ったら評価に響くだろうし…嫌だけど仕方ないか）「はい、わかりました」
［所長］
　「Aさんありがとう。それではこのプロジェクトはAさんに任せます」
［メンバー一同］　顔を上げる
　（ホッ…助かった。でもAさんは安請け合いしたけど大丈夫かな？まあ、引き受けたのだから大丈夫なのだろう）

　慌てたためろくに交渉もしないで引き受けてしまったAさんのその後は推して知るべし。渋々引き受けたためストレスがかかり、心身ともにかなりの負担となってしまいました。こうなるとプロジェクトはうまく進みません。

ケース２　成功したBさん

　所長の話があり一同が下を向いているとき、Bさんは交渉戦略を

練っていました。

[Bさん]

（言われたすべての任務を引き受けるのは誰にとっても重荷だから、おそらく誰も手を挙げないだろう。そうなると、もしかしたら所長は自分を指名するかもしれない。受け身からのスタートで交渉し辛くなるのは避けたいから、先手を打って手を挙げよう。業務を細分化して全員で分担することを提案し、自分は得意なロジ周りの仕事を引き受ける戦略でいこう）

そしてBさんは手を挙げ次のように話し始めました。

[Bさん]

「所長、お引き受けするにあたりご提案があります。この重要な企画を成功させるために準備に万全を期すべきだと思います。そこで私たちの誰かがひとりですべての業務を引き受けるのではなく、所長がお話しされた3つの仕事に分けてそれぞれを複数メンバーで分担し、全体を所長にまとめていただけないでしょうか。そうすれば営業所企画として全員が関わることができ、各々にとって良い経験になるでしょう。もしよろしければ私はビデオ撮影のパートをリードさせていただきたいと思います」

Bさんの機転が効いた提案に所長は快諾し、メンバーにも好意的に受け止められました。こうなるとプロジェクトもうまく進みます。

さて、このケースでBさんが取った交渉戦略をおさらいしてみましょう。ポイントは3つありました。

第3章 相手の満足度を高めよう

個人に負担をかけずプロジェクトを成功させる交渉術。

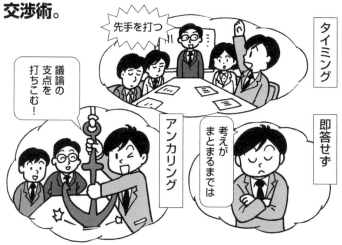

1. タイミングを見計らう

会議で手を挙げるタイミングを計るのは難しいものです。早すぎると周りから良く思われないことがあるかもしれませんし、タイミングを逸すると指名されたときに皆の前で断るのが難しくなってしまいます。

Bさんは所長の期待に応えて立候補する代わりに、個々人の負担を少なくするため仕事と責任を分け、所長にも参画してもらうことを提案しました。所長の立場に立って考えると、ゴールはプロジェクトが首尾よく進むことなので、承諾してもらえることはBさんの想定内だったと思います。

2. 即答しない

判断が難しい案件についてイエス・ノーで答えを求められる場面が

よくあると思います。私たちはつい、承諾しないために悪い評価を得ることや周りからの評判が落ちることを気にして「イエス」と返してしまうのですが、Aさんのように衝動的に即答してしまうのは賢明ではありません。

Bさんのようによく考えを準備していれば、もし手挙げのタイミングを逸して所長から指名されたとしても、おそらく即答せず落ち着いて自分の考えを展開することができたと思います。予め「自分は考えがまとまっていなければ即答しない」と決めておいたほうが安全です。

3. アンカリングを試みる

アンカリングとは、アンカー（錨）のように議論の支点を定めてしまうことです。このケースの場合はBさんの「提案」を指します。Bさんは「誰かひとりにすべての仕事を」とならないよう、支点を「業務と役割を分担する」ことにアンカリングしました。今回は所長がすんなり承諾したので議論になりませんでしたが、たとえ議論になったとしても焦点は「誰がこのプロジェクトを担当するか」ではなく「仕事をどう分担し、それぞれ誰が担当するか」に移ると思います。

今回のケースのように自分が不利な状況に置かれたとき、思っていることを素直に話せる風土や雰囲気があるのが理想です。しかし現実は評価や評判を気にするあまり「仕方ないか」と自分を慰め承諾してしまう場合が多いと思います。仕事は満足度や納得度が高いほど成果が上がりますので、そうなるよう積極的に交渉し、自分も周りも良い状態にしたいですね。

応用編 第3章 相手の満足度を高めよう

薬剤部門の期待

　MRの皆さんは病院の薬剤部門とどのように接し、どのような変化を感じていますか？　病院では昨今の調剤報酬費の高騰に関連して薬剤師の存在意義が問われる中、危機感を持って変わろうとしている薬剤師がたくさんいます。

　例えばある急性期病院では管理部門から薬剤部門に対し、「調剤だけの業務なら正社員ではなく派遣社員で十分」のようなチャレンジもあるようです。そのため薬剤師、とりわけ病院薬剤師の働く意欲は高まっており、パートナーであるMRに熱い視線が送られています。いったいどのような活動が期待されているのでしょうか。

ルール遵守

　病院内のMR活動については多くの場合、薬剤部門がルールを定め、管理しています。このルールは決してMR活動を制限するものではなく、情報提供を受ける病院がMRに期待する行動様式とも言い換えられます。ルールに沿った訪問はMR活動の基本です。

　病院の中にはMR活動の場所を制限しているところがあり、その多くは患者さんの目が届かないスペースでの面会に限定しています。病院は職員のレベルアップのためにMRを受け入れ、仕事場を提供しています。そしてMRが病院の考えや期待を正しく理解し、きちんとルールを守ってほしいと思っています。MRの皆さんの行動は、薬剤部門のみならず全職員が見ています。ルールを守ることは最低限

の約束であり、MRにはその上の段階を期待しています。Aさんのケースを見てみましょう：

　Aさんは院内訪問ルールに従い、指定された場所でドクターと面談していました。ある日、いつものように訪問を終えて薬剤部に立ち寄ると、薬剤部長から「ドクターからクレームがあるので注意してください」と言われてしまいました。Aさんは自分の行動を反省しましたが、心当たりがなかったので薬剤部長に訊ねました。薬剤部長は次のように話してくれました：
　「ドクターはMRからのアプローチの仕方に好き嫌いがあります。ですからたとえ訪問ルールに沿っていたとしても、相手によって対応を変えたほうが良いでしょう。つまり面会できる場所だとしても、声をかけられたくないドクターがいるということです。」
　Aさんはなるほどと納得し、以後注意しようと思ったそうです。

継続的な受け答え
　薬剤師がとても困るのは、MRに質問をしても回答がないことです。継続的な受け答えはMR活動の基本中の基本なのですが、残念ながら実際にはなかなかできていないようです。MRは薬剤師の問い合わせの後ろにドクターとたくさんの患者さんが待っていることを忘れてはなりません。
　定期的な訪問はあたりまえですが、たとえ訪問していたとしても、面会時には相手の質問にきちんと受け答えできているかどうかの確認が必要です。ひょっとすると「この前質問した案件の回答はまだ？」と思われているかもしれません。理想はスピーディーな対応ですが、多忙で即応できなくても、その旨を伝えれば相手は安心できます。

また、普段訪問してこないMRが新薬発売時に急に来訪することも薬剤部門の悩みの種です。とくに新薬の採用に際しては多くの情報が必要なため、事前にMRと十分コミュニケーションを取り、信頼関係を培っておきたいと考えています。新薬発売を控えたBさんのケースを見てみましょう：

Bさんは新薬発売に先立ち、ある病院を訪問しはじめました。名刺交換から日が浅かったある日、薬剤師から新製品について質問を受けました。調べる必要があったので宿題にしてもらったのですが、仕事が忙しくてつい後回しになってしまいました。その後なかなか回答できず、いざ薬審にかける段階で薬剤部長に申請書を提出したのですが、それまでの活動の不備を注意され取り合ってもらえませんでした。Bさんは深く反省し、他の病院では同じ失態を繰り返さないよう心がけたそうです。

院内外の人をつなぐ

薬剤部門は患者さんの治療レベルを上げるためMRに協力してもらいたいと考えており、薬剤部門への情報提供のほかに、スキルアップのためドクターにより的確に薬剤を処方するための知識を提供したり、院内外を問わず、ドクターとドクターとをつないだりすることを期待しています。

例えば糖尿病治療薬ひとつとっても、一般内科のドクターと糖尿病専門医の使い方は異なります。あるドクターが、同じ疾患を診ている他のドクターの処方方針を知る機会があれば、薬剤選択の幅が広がり治療レベルを高められる可能性があります。これこそまさに、さまざまなバックグラウンドのドクターと接しているMRがサポートでき

MRに期待されていること。

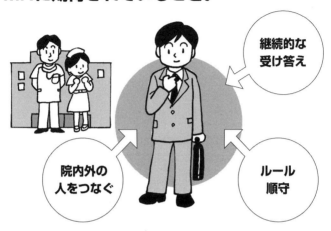

ることです。

　また、例えばあるドクターが診ている糖尿病患者さんにフットケアが必要になってきたとき、自身や院内の同僚にフットケアの経験が少なければドクターは不安になるでしょう。そのときMRが、地域でフットケアに力を入れているドクターを紹介することができれば感謝されるでしょうし、患者さんの重症化を予防することで、患者さんはじめ関係者全員がハッピーになれます。最後にCさんのケースです：

　Cさんは「地域の糖尿病治療をレベルアップさせたい」という糖尿病専門医の熱意に共感し、勉強会の準備を進めてきました。参加者はさまざまな施設のドクターをはじめ、薬剤師や看護師など糖尿病治療におけるチーム医療のメンバーです。Cさんは日頃から薬剤部門や看

第3章　相手の満足度を高めよう

護部門に顔を出していましたので、この会には薬剤師や看護師も出席してくれました。また、病院だけでなく診療所のドクターもスタッフを連れて参加してくれたのです。この勉強会は実在する糖尿病患者を題材に治療方針をディスカッションする形式で、日々の実戦に役立つ会であり有用度が高かったようです。

　上述したことのほかに期待されていることは、薬剤情報提供と同じくらい自分自身をアピールすることです。「雑談も含めていろいろな話をしてほしい。いつも薬の話ばかりでは面白くない」という薬剤師の声は意外と多いものです。

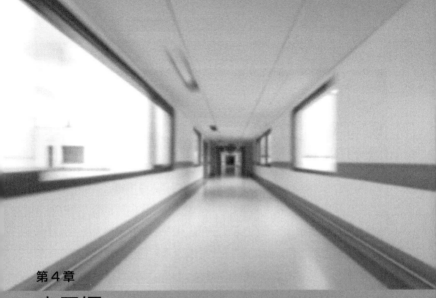

第4章

応用編

思いやりの心で勝負

応用編　第4章　思いやりの心で勝負

非言語的コミュニケーションも大切に

　私たちが相手に持つ印象は、おもに目から入る情報に寄るところが大きいものです。例えば笑顔で親しみやすい表情は好意的に受け入れられ、身振り手振りがあると話の内容に実感があり説得力が生まれます。無愛想だったり態度が無礼だったりすると、それだけで聞く耳を持ってもらえなくなることもあるでしょう。

　コミュニケーションは大きくふたつに分類されます。ひとつは言葉を使ったコミュニケーションで「言語的コミュニケーション」といい、言葉、文字、印刷物などが該当します。もうひとつは言葉を使用しないコミュニケーションで「非言語的コミュニケーション」といい、さらに視覚情報と聴覚情報に分かれます。視覚情報には顔の表情、見た目、身だしなみ、視線、身振り手振り、姿勢、ジェスチャーなどが当てはまり、聴覚情報には声の高さ低さ、大きさ、テンポ、速さ、抑揚などが含まれます。このふたつのうち非言語的コミュニケーションのほうが、より印象に影響を与えると言われます。

メラビアンの法則

　さてここで、心理学者のアルバート・メラビアン博士が提唱した「メラビアンの法則」をおさらいしましょう。この法則は「話し手の印象を決めるのは言語的ではなく非言語的な要素で、その割合はじつに93％に及ぶ」というものです。

例えば営業所に戻ってきた MR に「おかえりなさい、おつかれさま、どうだった？」と声をかけた時、いかにも疲れた表情で目を合わせず小声で「ただいま戻りました、大丈夫です」と返されたらどう感じるでしょうか。言語的には「大丈夫」と言っていても、非言語的には「大丈夫ではない」と発しているので心配になると思います。「目は口ほどに物を言う」ということわざがあるとおり、私たちは言葉に出さなくても目の表情で相手に気持ちを伝えることができますし、言葉でうまくごまかしても目に本心が表れるものです。

非言語的コミュニケーションが与える印象

多くの医療機関では患者さんの満足度調査を行っています。報告によるとドクターの非言語的コミュニケーションは、患者さんのドクターに対する満足度に大いに影響を与えることがわかっています。例えばドクターが患者さんに投げかける視線の優しさ、物腰の柔らかさ、言葉に温かみがあるかどうか、気安く聞ける雰囲気があるかどうかは、ドクターへの信頼度や満足度に強く影響を及ぼすようです。また、患者さんはドクターの身だしなみがきちんとしていたかどうか、自分の目を見ながら話をしてくれたかどうかを気にしており、できていれば印象はプラスに、できていなければマイナスに振れるという結果が出ています。

また、臭いについてはマイナス要因がとても強く、口臭や体臭、タバコ臭などは大きく満足度を低下させています。化粧についても同様で、臭いに関する項目は「問題なし」の状態でもプラスにはなりません。この結果から私たちが学べることは、口臭や化粧などの臭いは自身ではなかなか気が付きにくいので、家族や親しい友人にチェックしてもらうなどの予防線を張ることが大切だということです。

非言語コミュニケーションで気づかいを。

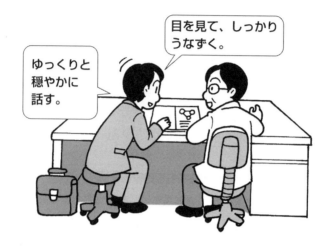

相手を気遣う非言語的コミュニケーション

さて、相手を慮る理想的な非言語コミュニケーションとはどのようなものでしょうか。例を挙げて考えてみましょう。

物理的距離：ビジネスに適した距離で、近すぎず遠すぎず。
位置関係：真正面は避ける。正面は威圧的で視線も難しい。
姿勢：相手のほうに少し身体を傾け、聴いているというメッセージを出す。
表情：和顔愛語。つまり穏やかで親しみやすい振る舞いで。
頷き：しっかりと頷きながら。
声の質：できるだけ穏やかに。
声の大きさ：相手だけに聞こえるくらいの音量レベルで。

第 4 章　思いやりの心で勝負

　言葉の速さ：意識してゆっくりと。
　抑揚：ビジネスに適した抑揚で控えめに。

これらの例を MR の A さんの行動に当てはめてみましょう：

　担当が変わり訪問を始めて間もない診療所での出来事です。A さんは診察室でドクターと面会しています。ドクターと真向かいに座り、パンフレットを手渡します。ドクターは無表情であまり好意的ではないオーラを発しているので、A さんは自分が緊張して険しい顔つきになっているのを感じます。座った位置がドクターから遠いため、自分の声は大きく甲高くなり、焦っているので普段よりも早口になってしまいます。自分が上がっているのを感じてさらに余裕がなくなり、一方的にまくしたててしまいました。これではいけない、と気づいて「ドクターはどう思われますか？」と水を向けましたが、一所懸命に話したわりには内容がうまく伝わらなかったようで、ドクターは要領を得ない様子です。そればかりかドクターから「患者さんに迷惑がかかるので声を小さくするように」と注意されてしまいました。

　その後 A さんは非言語的コミュニケーションの大切さを学び、もう一度診療所を訪ねました。これまでとは座る位置を変え、パンフレットを机の上に置き、お互いの身体が対面ではなく平行になるようにしました。ドクターは相変わらず好意的ではなかったのですが、めげずに和顔愛語を心がけ、ドクターのほうに身体を傾けながら話をしました。また、話すときには意識してゆっくりと穏やかに、ドクターだけに聞こえる大きさの声で語りかけ、ドクターの目を見てしっかりと頷くなど、自分がきちんと話を聞いていることを全身で示したのでした。

今回は私たちから相手に発信する非言語的コミュニケーションに焦点をあてましたが、当然のことながら、相手から自分に向けられる非言語的コミュニケーションを正確に理解することも大切です。より密なコミュニケーションが求められる時代においては、言語的コミュニケーションに加え、非言語的コミュニケーションにも十分気を配りたいものです。

参照：傾聴力　大津秀一　大和書房

応用編 第4章 思いやりの心で勝負

相手の名前で呼びかけよう

　MRの皆さんはドクターや薬剤師はじめ顧客と面会するとき、相手の名前で呼びかけていますか？ 「〇〇先生」ではなく単に「先生」と敬称だけ、もしくは「先生」と話しかけることさえしないで会話を進めているでしょうか。

　得意先や卸デポ、営業所などいろいろな場所で聞こえてくる「お疲れさまです」「すみません」などの言葉。この魔法の言葉で話を切り出せば、相手の名前を知らなくても会話を始めることができます。確かに面と向かっていれば誰に話しかけているかは明白なので、わざわざ名前を付けなくてもいいかもしれません。しかし相手の名前を呼ぶことは「自分が相手ときちんと向き合っていること」を相手に伝える大切な行動です。言い換えれば、相手への気持ちが無ければなかなか名前はでてきません。

　このような「名前で呼びかけない」「呼びかける際『お疲れさまです』『すみません』で済ませてしまう」ことは気楽な反面、相手に近づくチャンスを逸しているのでもったいなく思います。

名前で呼ばれると嬉しい

　皆さんも仕事相手から「すみません」とか「あのう」などと話しかけられることがあると思いますが、それよりも自分の名前で話しかけられるほうが心地良く、相手が自分を向いて話していると感じられるでしょう。例えばMRの皆さんが診療所の待合室で面会の順番を待っ

ているとき、受付の方から「次の方どうぞ」とか「〇〇（会社名）の方どうぞ」と呼ばれるよりも、「〇〇（名前）さんどうぞ」のように名前で呼ばれたほうが、自分がひとりの人間として認知されていると感じ、呼んでくださった相手に良い印象を持つのではないでしょうか。

　相手を褒めたり労ったりするときや、助けを求めたり質問したりするときこそ、相手を尊重する姿勢を示すためにぜひ名前で呼びかけましょう。例えば卸デポで「すみません、〇〇医院にこれを持って行っていただけますか」とお願いしても話は通じるでしょうが、「〇〇さん、すみませんが〇〇医院にこれを持って行っていただけますか」のほうが、相手はより丁寧だと感じるはずです。皆さんが相手から仕事をお願いされた時のことを思い浮かべてみてください。

　上述したことは face to face（F2F）以外でも、相手が不在でメッセージを残すときに名刺や付箋メモに相手の名前を記載することでも同じ効果が期待できます。また、メールを書くときでも、メール冒頭に「〇〇先生」と記すだけでなく、文中や文末で「宜しくお願いします」と書く代わりに「〇〇先生、宜しくお願いします」と名前を追記することで、相手は自分に対する熱心さや親近感を感じ、「自分は頼まれた」と実感すると思います。これは電話でも同じことで、会話中の重要な場面では相手を名前で呼びかけることで、ここからは重要だということを伝えられます。このように面前に相手がいなくても工夫すれば時空を超えて近づくことができると思います。

　自分の名前は自分にとってとても大切なものですので、名前を呼ばれて嫌な気持ちになる方は少ないと思います。MRの皆さんはおそらくドクターや薬剤師の方々につい「先生」と呼びかけがちだと思いますが、これからは「〇〇先生」のように名前を付けて会話してみてく

ださい。ドクターとの面会時間が希少となった昨今ですが、名前を加えたとしても会話の時間はわずか数秒しか増えません。しかしながらほんの少しの努力と心づかいを加えることが、相手とのコミュニケーションをより良くすると確信します。

名前を覚えるメリット

 さて、名前で話しかけることには名前を覚えられるというメリットもあります。MRの皆さんならば得意先のドクターや薬剤師、その他面会が必要な顧客に加え、卸デポで交流するMSや幹部の皆さんなど、総勢100名くらいの方々とビジネスを進めていると思います。関係する全員の名前を覚えるのは営業担当者として当然かもしれませんが、そうは言っても病院に勤務するたくさんのドクターの名前を覚えるのはひと苦労です。

 確かに得意先で顧客に近づいて「先生」と呼びかければ事は済みますので、苦労して名前を憶えなくても仕事は進むかもしれません。しかし名前を付けて呼びかける習慣がつけば、名前を覚えることと自分の心づかいを相手に届けることの一石二鳥が期待できます。例えば病院勤務医は定期的に異動があり、MRは新任ドクターの名前を覚える必要があります。新しいドクターが赴任すると各社MRが面会に押し寄せますが、ドクター側に立って考えると、「院内での新人」のときに自分の名前をいち早く覚えて話しかけてくれたMRには親近感が湧くでしょうし、院内の情報入手先として重宝したくなるでしょう。施設の規模が大きくドクター数が多い病院ほど、この事例が当てはまると思います。

 また、卸デポでも同様の状況が考えられます。MSや幹部はとても多くのMRと接していますが、その中で自分を憶えてもらい自分の

相手の名前を呼ぶ
＝相手ときちんと向き合うこと。

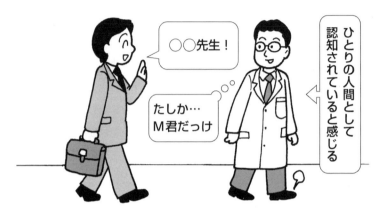

担当製品を売ってもらうためには、まず名前を売り込むことからスタートとなります。相手に自分の顔と名前を憶えていただくには、こちらが相手の名前を憶えていることを相手に伝えることが効果的です。なぜなら私たちは自分の名前を憶えてくれている相手を決して無下にはしないからです。なお、卸デポでは幹部はじめMSの皆さんがMRの動向をよく見て人柄や実力、会社の姿勢を判断します。ドクターや薬剤師など顧客の前にいる時と同じように気を抜いてはいけません。

第4章 思いやりの心で勝負

　ビジネスパーソンにとって顧客の名前を覚えるのは不可欠です。MR 活動においては製品知識を深めいろいろなスキルを磨くのも大切ですが、自分と接する方々の名前を覚え、積極的に話しかけることはもっと大切だと思います。お互いの名前を呼びあうことができれば、より近しくなれるにちがいありません。

応用編　第4章　思いやりの心で勝負

「間」の活用で会話上手に

　MRの皆さんが仕事で緊張されるのはどのような場面でしょうか。医局や診療所で顧客と面会する時はまだしも、新規口座開設や品目削減がかかっている重要な説明会では、どなたも多かれ少なかれ緊張されると思います。

　極限まで緊張すると「頭が真っ白」になり「沈黙」してしまうことがあります。できれば避けたい沈黙…この沈黙を「間」と見なし、ピンチではなくチャンスと捉えましょうというのが今回のテーマです。これは説明会のみならず、会議や1対1で会話しているときでも同様に有効な考え方です。間を取ることは相手の話を聞くことに繋がりますので、効果的な会話のツールとして活用したいものです。

1対1の場合

　さてここで皆さんが相手と1対1で会話している場面を思い浮かべてみてください。もし相手が口を挟む隙も与えないような話し方をしたならば、皆さんはどのように感じるでしょうか。おそらく気分は良くないでしょう。一方通行の会話はもはや会話とは言えず、心は自然と閉じていくと思います。

　この事例を反面教師とし、私たちが会話の際に気を付けたいことは、間をおいて話す習慣をつけることです。昨今は傾聴やコーチングが注目され、話し上手よりも聞き上手のほうが重宝される時代。立て板に水のように話し続けることが人間関係を良くするとは思えません。

第4章 思いやりの心で勝負

ここで積極的に間を取る方法を3つ挙げたいと思います。

1．ゆっくりと話す

 何でも同じ調子で続いていると単調になり刺激が弱まります。会話のペースも同じことで、ペースを変えるとその部分を強調することができます。ドクターや薬剤師と面談しているときに強調したい内容に差し掛かったら、意識して会話のスピードを遅くすると相手は「おや？」と感じ、集中して聞く体制をとってくれるでしょう。

2．相手に考えさせるような質問を投げかける

 人は質問を投げかけられると思考を巡らせはじめるため、話題の材料を提示して「○○先生はどのように考えられますか？」と問いかけてみてください。すると会話が一方通行から双方向になり、相手を巻き込むことで間が生まれます。ドクターの思考が動き出せば自分にも話の組み立てを再考する余裕が生まれ、より有意義なディスカッションが始まるでしょう。

3．何度か繰り返す

 会話中に既知の情報を耳にすると私たちの思考は停止します。顧客との面会中、相手に覚えてもらいたい内容を繰り返し口に出すことで間をつくり、相手にその内容を印象付けることができます。製品名の連呼は度が過ぎると鬱陶しく聞こえるものですが、適度であれば相手の意識に残せるでしょう。

説明会など、1対多数の場合

 1対多数の場合も基本は先述した1対1と同様ですが、とくに多

人数を相手にする説明会の場合、意識的に沈黙を挟むことの効果は他にもあります。

皆さんが大きな会議で他人のプレゼンテーションを聞いている場面を想像してみてください。話が始まって20分経ち集中力が切れかけてきたころ、もしプレゼンターが突然沈黙したら皆さんはどのように感じるでしょうか。おそらく何が起こったのかと注目すると思います。話し手が突然沈黙すると、聞き手は無意識に注目する傾向があるため、この現象を活用し、意図的に沈黙を入れることで注意を惹くことができます。

なお、もし頭が真っ白になって次に話すことが飛んでしまっても、失敗したと思わないことがとても重要です。焦らず「自分は戦略的に沈黙し、間を取った」と思いましょう。そして先に述べた間を取る3つの方法、すなわちそれまで話してきた内容をゆっくりと繰り返し語りつつ、聴衆に水を向けてみましょう。そうすれば聴衆は「沈黙はミスではなく意図したものだった」と好意的に受け取ってくれると思います。私たちは失敗したと思ったとたん、顔や身振り手振りに感情が出てしまい、自分を見ている聴衆の顔が目に入るとますます焦ってしまうものです。ここは踏ん張りどころで、沈黙した時の最悪の状況とその対処法をイメージトレーニングすることで、いざというときのための準備ができると思います。

間を取るおまじない

ここまで具体的な間の取り方について考えて参りましたが、そうはいっても現実的に間を取るのは難しいかもしれません。そのような時には、何かしらの「おまじない」も助けになるものです。例えばそれは手に握っているレーザーポインターやボールペンかもしれません

第4章　思いやりの心で勝負

「間」を置いて相方向の会話に。

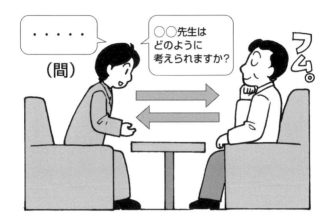

し、製品パンフレットやiPadかもしれません。古典的な方法ですが、手のひらに人の字を書いて飲み込み自己暗示をかけることも、意外と効果があるものです。

　一例ですが、私たちが参加する社内外の研修やセミナーでは、講師がホワイトボードを使いながら話します。講師にとってホワイトボードは、聴衆者に情報を伝える道具と同時に、間を取るためのツールでもあります。話をしている最中に何を話しているのかわからなくなったときや、話の論理が崩れたり脱線してしまったりした時には、黙ってホワイトボードに文字を書くことで気持ちを鎮めることができるのでしょう。このようなおまじないが何かは人によって違うと思いますが、なんらかの準備をして、いざというときに焦って後悔するリスクを下げるよう心がけましょう。

私たちは誰でも練習すれば間の取り方が上手になります。地道なトライ・アンド・エラーで体得していくのが近道ですので、まずは日々の会話の中で意識して間を取ってみましょう。きっと相手は気分よく話しやすくなり、会話がより弾むと思います。

応用編　第４章　思いやりの心で勝負

大切にしたい「語りの場」

　心理学では、人は極論すると心地よいか・そうでないかで行動すると考えられています。理屈では自分が間違っていると思っても、そして頭では相手の言うことが正しいと考えても、悔しいのでそう簡単には自分の負けや非を認めたくないものです。
また、新しい知識を得て「自分の行動を改善しなくては」と考えても、面倒でなかなか実行しないものです。これらは私たちが「気分しだいで動く」証左です。

　古今東西、職場の上司や部下をはじめ他人とのコミュニケーションは、私たちのストレスの大きな要因です。多くの人が、どうして相手は期待するように動いてくれないのかと悩む日々を送っていると思います。人はルールや理屈ではなく感情や気分で動く生きものですから、相手の行動を変えたいならば、相手の気持ちに働きかける必要があります。

「語りの場」の効能

　どうしたら相手の気持ちを知ることができるでしょうか。私たちはじっくり話をしようと考え、面談や会議、ランチや飲み会など、時間を取って語り合う機会を設けます。場を設けたときに気を付けたいことは、この場では相手の語りを遮らず我慢して聞き、相手の思いを自分も共有しようと肝に銘じることです。すると相手は思いのたけを話しやすくなります。

逆の立場で考えてみましょう。皆さんが話を聞いてもらった時のことを思い返してみてください。日頃思っていることをぜんぶ吐き出した時の爽快感といったら…気持ちがスッキリします。相手が自分に関心を持ってくれていることがわかるとより嬉しくなります。話したかったことをぜんぶ話せると、相手に自分のことをわかってもらえたことが実感できます。

　そのうえ、思いを話すことで自分の中でも整理がつき、やるべきことや方向性を再認識できる効果もあります。その時はきっと前向きな心になり、元気になっていると思います。

　このように語りの場は相手の気持ちを知り、ひいては人間関係をよくする助けになると思います。皆さんは語りの場を持っているでしょうか。

減っている「場」

　かつては会社帰りに上司と部下や同僚同士で飲みながら語り合うことがよくありましたが、最近は若手を中心にプライベートを大切にする傾向が強まり、仕事が終われば職場の関係を持ち込みたくないムードが高まっています。また、育児や介護など家での役割があるため早めの帰宅が必要な人が増えたことも、職場関係者との語りの場が減っている一因だと思います。

　語りの場が乏しくなっているのはプライベートでも同じで、ネット世代は友人同士でも気を遣うようです。とにかく相手を傷つけないよう、場の雰囲気を壊さないように行動しています。傷つけあうことを避ける傾向は、自己愛が強まっていると言い換えることができるかもしれません。また、ネット世代は匿名を好みます。名を明かさなければ自分を出すことができるというのは、自己防衛本能の表れです。

「語らう時間」を作ってみよう。

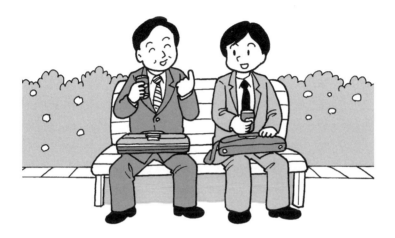

　若手に聞くと、自分の思いを吐露したくても、それがどのような影響を与えるのかを心配しすぎるためなかなか表に出せないようです。うっかりホンネを出してしまって、もしそれが相手に受け入れられなかったり拒絶されてしまったりしたら自分が傷つく…。若い世代にとっては、友達でさえ忌憚なく何でも話せる相手というわけではないようです。

　「自分たちは友達に語ることは難しいので SNS に書き込みます」という 20 歳代のコメントが物語るように、若い世代からも語りの場が失われています。だからこそ世の中ではカウンセリングなど「聞く商売」がなりたつのかもしれません。

語りが心を動かす

コーチングは相手に向上心や受け入れる姿勢が無いと、思ったほど効果が上がらないと言われます。つまりMRにコーチングを施しても、本人に「コーチングをしてもらいたい」とか「コーチングを受けて自分で乗り越えたい」という気持ちが無ければうまくいかないということです。また、コーチングでは「こういう考え方はないだろうか」のように本人の気付きを促す問いかけ方があります。これは問いかけへの反応を見て本人の思考を探るのには有効かもしれませんが、本人の心を動かすことにはつながりません。

さらに、相手と話をしているときに「こうしてみたら？」と答えを与えたからといって、本人がそれを納得して素直に受け入れるとは限りません。自分にとって心地よくない、耳触りがよくない答えは拒絶したくなるのが人情です。しかも、もし助言者が自分の上司ならば答えを「指示・命令」と受け取り、負担に感じるかもしれません。

つまり私たちは情報過多の世の中で、他人からあれこれ言われるのを好まず、自分の好きなように自由に語れる場を望んでいるのだと思います。コーチングや面接ではなく、黙って親身になって聞いてくれる人が望まれており、その人との語りが心を動かすきっかけになるのでしょう。

私たちは何か新しいことに触れ感じても、心の底からそうしたいとかそうなりたいと思わないと、なかなか重い腰を上げ行動に移さないものです。語りを通して相手の理解が進み、語る本人も自己理解が進む。その結果としてモチベーションが上がり、潜在能力が引き出されていくという好循環が理想です。

第4章　思いやりの心で勝負

応用編　第4章　思いやりの心で勝負

心を動かす文章を

　製薬企業の営業現場に目を向けると、仕事の多くは文章（メール）で済ませています。MRの皆さんがドクターとメールでやり取りすることは普通となり、施設の訪問規制やドクターの面会時間減少と相まって、アポイント取得はもとより薬剤の情報提供や講演会の案内もメールで行うことが増えました。

　この「文章を書く」作業は厄介で難しく、言葉の選び方や書き方によっては正しく意図が伝わらず、それどころかあらぬ誤解や不満を与えてしまうことがあります。face to face（F2F）で話すよりもずっと難易度が高いコミュニケーションと言えるでしょう。

　意外と難しい文章でのコミュニケーションですが、メールで相手に伝えたいことを正しく伝え、自分が期待するように相手に気持ちよく動いてもらうことができれば、仕事はより効率よく進みます。そこで事例をもとに、どうしたら相手の心を動かす文章が書けるかを考えて参りましょう。

情報とメッセージを分ける

　相手に何かを依頼する文章を作るときには、大きく「情報」と「メッセージ」に分けて組み立てます。これを混ぜてしまうとわかりにくい文章になります。情報とメッセージを分けることで、伝えたいことがより伝わりやすくなります。MRの皆さんがドクターにメールで講演会への参加を促すケースで考えてみましょう。

第4章　思いやりの心で勝負

情報：講演会の内容
メッセージ：講演会にぜひ参加してほしい

　講演会について伝えるべき情報は、①開催日時、②開催場所、③内容、④講演者・演題となります。文章を組み立てる際に知っておいたほうがいいことは、どのようなメールを送れば相手が行動してくれるのか、つまり相手の重い腰を上げる「梃」は何かということです。
　例えば、

①開催日時は私たちが行動を決める際に重要な情報ですが、相手に「いまのところ空いているがあまり行く気がしない」と思われれば、予定は空いていても断られてしまうでしょう。
②開催場所はどうでしょうか。その会場が近ければいいと思う方がいれば、訪れたことのない場所なら惹かれるという方もいるでしょう。つまり会場は相手を動かす梃になる場合もあるということです。
③内容は講演会の肝となるところです。このケースのメッセージは「講演会にぜひ参加してほしい」であるため、わざわざ講演会に行くべき理由、参加者が得られるメリットを訴求する必要があるでしょう。
④講演者・演題も不可欠な情報です。この演者のこの話なら聞きたいという場合もあるでしょうし、逆の場合もあるでしょう。もし既に聞いたことがある話ならば時間を費やして出かける価値は低くなります。

文章の実例比較

　それではふたつの実例で比べてみましょう。ひとつめの文章には相手にとって最低限必要な情報とメッセージが入っているため無難ですが、ふたつめの文章のほうがより魅力的ではないでしょうか。

　件名：講演会の件
　本文：このたび7月19日（土）午後6時から8時まで、市内Aホテル2階　Bの間にて講演会を開催することになりました。演者はA大学のB先生で、演題は「C細胞は存在するか」です。先生におかれましてはお忙しい最中とは存じますが、ご出席いただきたく宜しくお願い申し上げます。詳細を記した案内状を添付いたします。

　次は、よりわかりやすく「惹かれる」文章にすることをめざし、情報として説明することと、相手の行動を促すメッセージを切り分けてみましょう。先に挙げた①から④までの情報と、相手を動かす「梃」を考えながら書いてみるとどのような文章になるでしょうか。件名の違いにもご注目下さい。

　件名：講演会への参加のお願い
　本文：このたび以下の要領で講演会を開催することになりました。ぜひ先生にご出席いただきたいと思います。
　　　　この会は先生が比較的参加しやすいとおっしゃられていた、土曜日夕方から市内で開催されます。当日は会場付近のデパートでイベントを開催しているようです。会の前後にお立ち寄りいただけますね。

相手がどのような状況で読むのか、
心情を慮ってメールを送信。

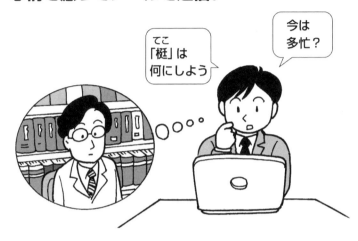

　演者はAに関する研究の第一人者であるB大学のC先生です。この研究については演者の所属機関が先行しており最新の知見が得られると思います。

　演題は「D細胞は存在するか」で、ちょうど先生が最近関心を持っていらっしゃるテーマです。先日の面会時に話題に挙がったE細胞についての話がでるとさらに有意義ですね。私も当日講演を聞くのを楽しみにしております。

　以上、先生におかれましてはお忙しい最中とは存じますが、ご出席いただければきっとご満足いただけると期待しています。ぜひよいお返事をお待ちしております。

記

開催日時：2016年7月19日（土）午後6時から8時まで

開催場所：市内Ａホテル２階　Ｂの間
備考：詳細を記した案内状を添付いたします

　いかがでしょうか。長くてくどいなと感じられた方がいるかもしれませんが、相手を動かすメッセージを最大限組み込むとこのようになります。もちろん少し大げさに書いていますので、実際にはメリハリをつけ、「梃」となる部分のメッセージを厚くすると良いと思います。これは件名についても同様で、相手に期待する行動を端的に表わす件名を工夫してみましょう。

　私たちは自分が書いた文章を、相手がいつどのような状況で読むかを把握できません。また、私たちは心の状態によって同じ文章を読んでも印象が変わることがあります。だからこそ相手がどのような状況に置かれ、どのような精神状態で自分の文章を読むだろうかと思いを巡らすことが大切なのだと思います。
　相手の心を打つ文章を書くためには、相手が置かれている状況や心情を慮る努力が不可欠です。これはドクターをはじめとする顧客に対してだけではなく、社内の上司部下、同僚相手でも同じことだと思います。

応用編　第４章　思いやりの心で勝負

記憶に残し、行動を促す

　私たちは公私問わず日々たくさんのメッセージを目にしたり耳にしたりしていますが、そのうち記憶に焼きつくのは僅かです。たいていは２〜３日以内に忘れてしまいますし、忘れたことさえ忘れてしまっていることもあるのではないでしょうか。記憶に残すには働きかけを繰り返すことが有効なため、例えば MR の皆さんがドクターの元に足繁く通い、記憶を呼び戻して再度焼き付けを試みる活動には意味があるのです。

　また、本社や現場管理職から末端へのメッセージは容易に伝わらず、３割伝われば良いほうとの話も聞きます。どんなに優れた内容でも MR の記憶に残らなければ活動に移せません。また、市場では競合品が溢れているため、MR がドクターに働きかけて薬の名前や適した患者像、同種同効薬の違いを覚えてもらい、処方まで繋げるのはとても難しくなっています。

　このように、運良く相手の記憶に残せたとしても、重い腰を上げ行動に移してもらうにはひと工夫が必要です。この「メッセージ⇒記憶⇒行動」が奏功した好例として挙げられるのが、元米国大統領ジョン・F・ケネディの「人類を月へ」のメッセージです。当時、月に行くことは非常にハードルが高い目標でしたが、大統領のメッセージに鼓舞された２万人以上もの人々が偉業達成に向けてそれぞれの仕事に従事したといいます。

良いメッセージの作りかた

　ここでSUCCES（サクセス）という、効果的なメッセージを作る際のチェックリストとして支持を得ている法則を取り上げたいと思います。相手の記憶に焼き付ける鍵は、伝えたいことの核となる部分を見つけ、サクセスをチェックしながらメッセージを組み立てることです。このサクセスとは以下6つのチェック項目の頭文字を繋げたものです：

1. Simple　　　　シンプルでわかりやすい
2. Unexpected　 意外性がある
3. Concrete　　　具体的
4. Credentialed　信頼できる
5. Emotional　　 心が動かされる
6. Story　　　　　物語がある

　それでは順に見て参りましょう。

1．シンプルでわかりやすい

　単純明快のお手本は「ことわざ」で、ものによっては何十か国語にも訳されています。シンプルだからこそ国境や世代を超えて人々の記憶に残るのでしょう。簡潔な言葉で表現すると頭の中にイメージしやすくなります。

2．意外性がある

　相手の関心を掴むには驚きの要素を入れることが有効と言われ、聞き手の推測を壊すことで記憶に残すことが期待できます。例えばMR

の皆さんが通常ドクターに言わないようなことを話してみるとどうでしょう。「先生、弊社の薬でコントロールできていない患者さんを探してください。そしてぜひ処方を変えてみてください」と話せばきっとドクターは驚かれ、印象に残ると思います。ちなみに処方変更後の患者さんの容態を聞くことができれば、「自社製品で効果が期待できない患者像」という貴重な情報を入手できるでしょう。

3．具体的

MRの皆さんはドクターや薬剤師にどのように副作用情報を伝えているでしょうか。もし「咳嗽、頭痛、腹痛が報告されています」と伝えたら相手の記憶に残るでしょうか？可能であれば症状の具体例として「コホコホというカラ咳、ズシンと重い頭痛、しくしくとした腹痛」といったように具体的に伝えたほうが記憶に残りやすくなるでしょう（そこまでの情報を持っているという前提です）。どのようなメッセージやアイデアも、具体的であればあるほど相手の理解が進み、記憶に残ります。

4．信頼できる

信頼できる筋の話はそうでないものよりもずっと頭に残りやすく、行動に移しやすいと言われます。そしてメッセージの信頼性を高める3つの方法があるといわれます。

ひとつ目は、メッセージを発する人が信頼できる人であること。そのためMRの皆さんはなによりも自分の信頼度を上げることが大切です。二つ目は、発せられたメッセージが信頼のある第三者に支持されていること。MRの皆さんも「A病院のB先生が自社製品について有用だと話しています」という話をされていると思います。そして

記憶に残るメッセージにしよう。
—— SUCCES ——

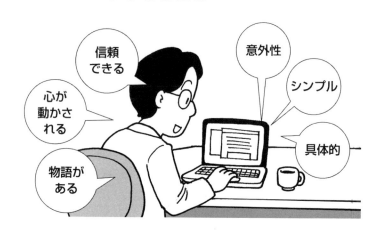

三つ目は、発したメッセージが目の前で実現すること。これは少々突飛な例ですが、「先生、私が服薬したらご覧のとおりになりました。私のような症例に効果が期待されます。」とドクターにエビデンスをお見せするようなイメージです。

5．心が動かされる

　感情に訴えるにはいくつか方法がありますが、ひとつは対象を個人にすることです。例えば広く「日本で手術ができない難病の子供達へ渡航費を」と募金を呼びかけられるよりも、「日本で手術ができない難病のAちゃんへ渡航費を」のほうが感情移入しやすく、たとえAちゃんのことを知らなくても心を動かされるのではないでしょうか。MRの皆さんも、担当する薬で患者さんが救われた話をドクターから

伺い、感動したことがあると思います。その話を他のドクターや薬剤師に話せば、その薬はきっと相手の記憶に残ると思います。

6．物語がある

皆さんも感じたことがあると思いますが、私たちは物語（ストーリー）に感動すると記憶に残りやすくなります。例えばMR継続研修において資料を読んでもなかなか覚えられないことが、実在するMR活動中の出来事としてストーリー仕立てにすると、意外と頭に残るものです。

いま皆さんの記憶に残っている文章や人の言葉、広告を思い浮かべてみてください。そしてそれらのメッセージが6つの法則に当てはまっているかどうかを確かめることが、効果的なメッセージを作る練習になると思います。

参照：アイデアのちから　チップ・ハース、ダン・ハース　日経BP社

応用編　第4章　思いやりの心で勝負

上手な叱り方

　「自分は若いころよく先輩から叱られたものだけど、いざ自分が叱る立場になると、叱るのは難しく感じますね」という話を良く聞きます。確かに、叱ることに費やすエネルギーと叱ったことによる効果のバランスを考えると、思わず躊躇してしまうことが多いかもしれません。今回は上手な叱り方を考えてみたいと思います。

叱る機会の減少

　年下の人や部下を叱った時の反応については、皆さんもご自身で体験されたり人づてに聞かれたりしていると思います。ステレオタイプではないかもしれませんが、総じて「叱られることに不慣れな若者」が多いのではないでしょうか。傷つきたくない若者たちはなによりも体面を保つことを大切にしているため、叱られるとショックで立ち直れなくなりやすいのです。これは「褒めて育てる教育」の副産物という見かたができるかもしれませんが、親や先生から大切に育てられてきた彼女／彼らは叱られた経験が少ないため、いざ叱られた時のショックが大きいのだと思われます。

　若い人はとにかく人間関係に気を遣い、面倒を避けるように動きます。断られるのを恐れ、面と向かって「飲みに行かない？」とさえ言えないような状態ですから、叱ることなどもってのほかです。彼女ら／彼らの辞書には、怒られる、否定される、拒否されるという言葉はないのです。摩擦を恐れる若手の武器はLINEなどのアプリケーショ

ンで、これを使えば相手と対峙しなくてすみます。会社の集合研修時、参加者がお互いに傷つかないように、一堂に会せず宿泊先の個室からLINEでディスカッションを行うという、かつては想像できなかったコミュニケーションが現実に起こっているようです。

　さて、そもそも私たちはどうして叱らなくなったのでしょうか？ひとつには叱る意欲の低下があります。皆さんもご承知のとおり、叱るには多大なエネルギーが要ります。しかも悪いことに、昨今は叱った反動が悪くなることが多く、相手に落ち込まれたり反攻されたりで、ますます「わざわざ叱る」メリットが少なくなってきています。また、ハラスメントへの抵触を恐れることも叱りにくくなった原因のひとつでしょう。自分の身が危なくなるリスクを取ることは難しいと思います。つまり相手のためを思って叱ることが時代遅れになり、相手を気遣って叱らなくなったということです。さらに、懇切丁寧に育てた相手が異動したり転職したりして自分の手を離れてしまう機会が増えたことも、叱るモチベーション低下の一因だと思います。MRの現場も同様で、かつては先輩MRが若手にMR活動のしきたりを教えるのが常でしたが、いまはなかなかその機会が取れていないように感じます。

叱るときの工夫

　さて、叱るモチベーションのある方が、いざ叱る段階になったときに気を付けていただきたいのが叱り方です。皆さんもどこかで聞かれたことがあるかもしれませんが、効果的な叱り方のポイントを繋げた「借りてきた猫」という語呂合わせがあります。以下にご紹介しつつ、いろいろな場面を想定して考えてみたいと思います。

それでも、叱り方は工夫したい。

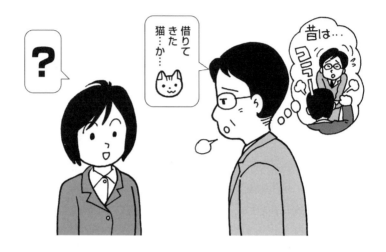

- か 感情的にならない（冷静に）
- り 理由をはっきりと伝える（ダメだからダメは NG）
- て 手短に（クドクド叱らない）
- き キャラクター（性格・人格）に触れない
- た 他人と比較しない（叱る対象は本人に由来し、他人は関係ない）
- ね 根にもたない（サラッと）
- こ 個別に（大勢の前で叱らない）

　いかがでしょうか。頭では理解できても実行は難しいかもしれませんが、どのポイントも至言ではないでしょうか。自分が叱られる場面を想像しても、「サラッとハッキリ指摘され、サクッと叱られハイ終わり」となるならばダメージは少ないと思います。ただし「個別に」

については注意が必要だと思います。

例えば読者の皆さんが男性で、女性に注意したいことがあり、セオリーどおり二人になる場を作りたいとします。この場合、女性を夕食に誘ったり会議室で二人きりで話したりすることが、相手や周りからセクハラと捉えられることがあります。これは逆も然りで、女性が男性に接するときも同じような注意が必要でしょう。このような場合は勤務時間外の夕食ではなくランチに誘うとか、個室ではなく（周りの人に話し声が聞こえない距離を保ちつつ）オープンスペースを活用することでリスクを回避することができると思います。

また、叱る時にもひと工夫あると受け入れられやすくなります。例えば卸デポで若手MRが幹部に挨拶していないのを見かけた時、「幹部にも挨拶しないとだめじゃないか」と叱る代わりに「幹部にも挨拶すると仕事がやりやすくなるよ」と言ってあげたほうが、反感を受けずに成果を見込めるでしょう。コーチングで活用される「気付きを促す」方法と似ているところがあるかもしれません（回りくどくて歯がゆいかも知れませんが）。

基本的に、叱る時は「その場で口頭で」のほうがいいと思いますが、メールで叱らねばならないこともあるでしょう。しかしメールや文書など物理的に残るもので叱る時には、より慎重にしたほうが賢明です。まずは怒りに任せて文字を綴ってみて、書き終えたら必ず読み返してみましょう。ひょっとするとその時は違和感がないかもしれません。そうしたらいったんその文章から離れ、暫くしてからもう一度読み返し、「もし自分が相手からこのメールを送られたらどのように感じるだろうか？」と想定してみることが大切です。もし自分が書いたメールに反感が湧きあがってきたら、該当部分を書き直したほうが安心です。

「叱られるうちが花」という言葉がありますが、成長し続けるためには、自分では知り得ない問題点について周りからの叱責が不可欠だと思います。「花」の期間は短いため、自分から積極的に相手を探し、「お手数ですが私を叱ってください」とお願いする必要があるのかもしれません。

参照：叱られる力　阿川佐和子　文藝春秋社

応用編　第4章　思いやりの心で勝負

信用をつくる提案・相談

　私たちは職場で毎日のように相談したり提案したりしながら仕事を進めています。どちらも相手の時間と労力を費やすため、内容が御粗末であれば「その提案は良く考えたの？」「そんなことまで相談してくるの？」と眉をしかめられかねません。逆に、十分吟味したうえでの提案や相談であれば、自分の信用度を上げることもできるものです。今回は事例を挙げて、どのようなことに気を付けて提案や相談をすればいいのかを考えたいと思います。

その提案は熟成されているか？

　私たちが上司に提案するとき、自分が上申していったん上が決裁したことを「やっぱりこっちのほうが良いと思います」と変えることは、自分の信用度の低下につながるものです。それはたとえ再提案が原案より優れた案だったとしても、上司からは「最初に提案したときになぜもっと考えて提案しなかったのか？」と思われてしまうからです。「時間をかけて考えたらよいアイデアが思い浮かびました。」という理由はあまり好ましくありません。悪くすれば上司は「ほんとうに考えて提案しているのか？」と疑心暗鬼になってしまいます。中堅MRのAさんのケースで考えてみましょう：

　Aさんは所長から片腕として厚い信頼を得ています。ある日、所長から次年度のアクションプランをドラフトしてほしいと頼まれたA

さんは、企画書を作り所長に提出しました。所長は企画書に何度かダメ出しをして完成度を高め、関係者のレビューを経て支店長の承認を得ました。所長はＡさんに企画書が承認された旨をフィードバックし、労をねぎらいました。

　数日後、Ａさんは承認を得た企画書をもっと良いものにできるような気がしてなりませんでした。考えれば考えるほど改善の余地があるように感じたため、所長に改訂を提案しました。ところが、褒めてもらえることを期待したＡさんに所長がかけた言葉は意外なものだったのです。所長はＡさんにゆっくりと話しかけました：

「支店長の決裁をいただいた企画書を、私たちから『変えましょう』と再提案することはできません。なぜなら『やはりこちらのほうが良いと思います』としたら、私たちの信用が無くなることにつながるからです。つまり、私たちは支店長から『部下を信頼して検討した企画書は、真剣に考えられたものではなかった』と思われてしまうということです。また、決裁というものは上に行けばいくほど重くなり、よほどのことが無いと覆すことができないものです。だから提案するときにはより慎重に考えましょう。それに私は改定案よりも原案のほうが良いと思いますよ。」

　Ａさんは所長の話を良く理解し、今後は気を付けようと心しました。よい学びになったようです。

その相談はいま必要か？
　皆さんは仕事を進めるとき、どのような場面で上司や同僚と相談しているでしょうか。上司や先輩は部下や後輩をサポートする役割とは

第4章　思いやりの心で勝負

いえ、むやみやたらに相談していないでしょうか。相談は相手の時間を費やすため、十分に準備を整えてから相談することが大切です。例えば上司に校正を依頼した企画書に、ケアレスミスが散見されるなど準備不足が露呈すると、相手は失礼だと思うでしょうし、手伝ってあげようというモチベーションが下がると思います。

　また、場合によっては相談が責任回避と捉えられることがあります。例えば何か問題が起こったときに「それは〇〇さんに見てもらっています（ので私の責任ではありません）」という言い訳を聞いた人は、「なるほど、自分の失敗を他人のせいにしているな」と感じるかもしれません。こうなってしまうと以後、真摯に相談に乗ってもらえなくなり、自分が困ることになります。若手MRのBさんはどのような経験をしたでしょうか：

　Bさんは心配性なのか自信が無いのか、とかく周囲の人に相談したがります。ある日、Bさんは所長から、営業所のメンバーに情報発信して欲しいと頼まれました。Bさんはメールの原稿を書いたものの、このまま出して良いのか不安になり、いつものように先輩MRのCさんに見てもらうことにしました。Bさんがドラフトした原稿は相変わらず文章がまとまっておらず、誤字脱字もたくさんありましたので、Cさんは「また間違っている。私に見せる前にちゃんと確認したのかな？」と思いました。

　さて、Cさんの修正のおかげで原稿が完成し、所長の決裁を取ろうと思ったBさんは、所長が休暇で不在なことに気が付きました。Bさんに相談されたCさんは「危急の案件ではないし、所長の決裁で済むので、所長の休暇明けに進めれば良い」と考え、Bさんにもその

提案、相談は慎重に。

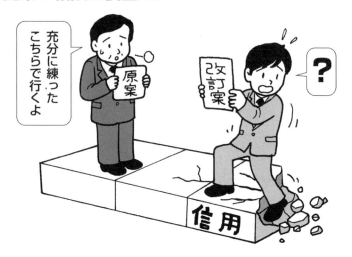

ように伝えたのですが、早く仕事を済ませたい一心のBさんは、あろうことにCさんや所長をCCに入れて、所長の上司である支店長に承認依頼のメールを送ったのです。支店長は、Bさんが所長を飛越して自分に直接メールを送ってくるのはよっぽどのことだと思い、時間を割いて検討、承認しましたが、Cさんも所長も「わざわざ支店長の貴重な時間を費やす案件ではなかった。」と思ったそうです。そしてCさんはBさんに優しく諭しました：

「仕事を進めるときには相手の状況や案件の緊急度、優先順位を考えましょう。今回のケースは、急いで支店長に判断を仰ぐ案件ではなかったと思います。また、相談するときには、相手の貴重な時間を費やすのですから、失礼が無いように、相談する前にもっとよく内容を整えておくべきです。自分の相談内容には責任を持つことが大切です

第 4 章　思いやりの心で勝負

よ。それが信用に繋がります」
　Ｂさんは、耳が痛いことを言ってくれた先輩にとても感謝し、これまでの非礼をお詫びしました。

　最近のビジネススクールでは、マーケティングやファイナンスなどの実務よりも、リーダーシップやコミュニケーションなど、人間関係や自分を磨く力、いわゆるソフトスキルの育成に力点が置かれています。今回取り上げた事例はソフトスキルのひとつで、このスキルの有無は自身の信用に直結します。日々研鑽して確実に身につけていきましょう。
[完]

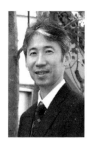

著者略歴
瀬川融 (せがわ・とおる)

1972年東京都生まれ。1996年早稲田大学人間科学部卒。2001年米国クレアモント大学院大学ピーター・F・ドラッカー経営大学院修士課程修了（MBA）。大学卒業後、外資系製薬会社にて、MRとして診療所、中小病院を担当後、企業派遣で米国留学。ピーター・F・ドラッカー教授の理念を受け継ぐ教授陣から「マネジメント」を学ぶ。帰国後は降圧剤のプロダクトマネジャーを務め、その後営業現場に戻り、MRとして基幹病院、大学病院を担当。MRとしてすべての医療機関区分を経験し、退社。医療の現場を知るために、医療法人にて病院経営に参画。急性期総合病院にて種々のプロジェクトに取り組む。

現在は外資系製薬会社の広報部に属し、経営陣と社員とのコミュニケーションや、社員のモチベーションやエンゲージメントを上げるためのインナーコミュニケーションを担当。会社戦略の社員への浸透と理解促進、変革できる企業体質作りに寄与するための包括的コミュニケーションプランの企画策定を担う。並行して、企業風土改革プロジェクトの事務局メンバーとして、風土改善やチェンジマネジメントに携わっている。

ライフワークとして書籍の執筆を続けており、著書に『勝ち組MRになるための条件』『MR進化論』『MR進化論2』『MR進化論ゼロ』『MR進化論3』（いずれも医薬経済社）がある。連絡先：segawatr@hotmail.com

MRサバイバル

2016年5月20日　第1刷発行

著　者　瀬川融
発行者　藤田貴也
発行所　株式会社医薬経済社
　　　　〒103-0023
　　　　東京都中央区日本橋本町4-8-15 ネオカワイビル8階
　　　　電話番号　03-5204-9070
　　　　URL http://www.risfax.co.jp
イラスト　ブックエンド　吉岡彰
装　丁　佐々木秀明
印　刷　モリモト印刷株式会社

©Toru Segawa 2016, Printed in Japan
ISBNコード：978-4-902968-59-0

※定価はカバーに表示してあります。
※落丁本・乱丁本は購入書店を明記のうえ、送料弊社負担にて弊社宛にお送りください。送料弊社負担にてお取替えいたします。
※本書の無断複写（コピー）は著作権上の例外を除き、禁じられています。